職場のポジティブ
メンタルヘルス4

ウィズ／ポストコロナで
いきいき働く工夫

島津明人 編著

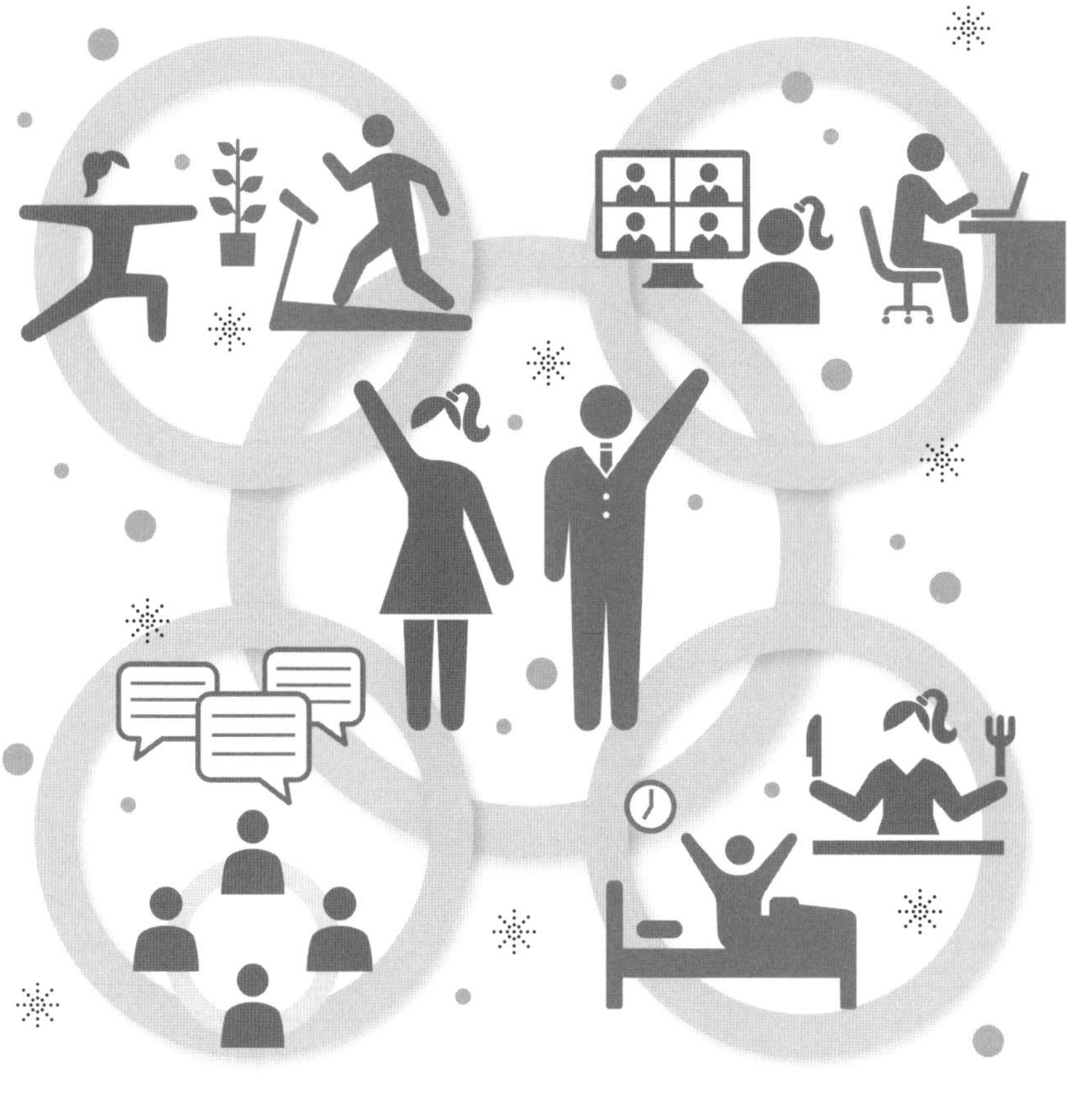

誠信書房

まえがき

新型コロナウイルス感染症（COVID-19）と職場のポジティブメンタルヘルス

本シリーズ「職場のポジティブメンタルヘルス」は、二〇一五年六月に第1巻が刊行され、その後、二〇一七年十一月に第2巻、二〇二〇年十月に第3巻が刊行されました。各巻では、その時々の社会のホットトピックを題材に、職場でポジティブメンタルヘルスを推進するためのヒントとなる理論や考え方を取り上げてきました。たとえば、第3巻では、サブタイトルを「働き方改革に活かす17のヒント」とし、「組織マネジメントの支援」「セルフマネジメントの支援」「実践！休み方改革」のⅢ部にまたがる17のコラムを掲載しました。その背景には、働き方改革関連法案（二〇一八年七月）に伴う働き方の見直し、二〇一七年度から始まった「健康経営優良法人」認定制度、労働経済白書（厚生労働省）における「ワーク・エンゲイジメント」特集（二〇一九年）などがありました。健康でいきいきと働くことへの注目が、一段と高まりつつある時期であったと言えるでしょう。

このような状況のなかで、新型コロナウイルス感染症（COVID-19）のパンデミックが発生しました。パンデミックにより、わが国をはじめ多くの国では緊急事態宣言が出され、人々は感染の拡大防止のため不要不急の外出が抑制されました。労働者には、在宅勤務などのリモートワーク、時差通勤が強く推奨されました。これまでにも、働き方改革によるIT化、労働時間の柔軟化などは推奨されてきましたが、COVI

D－19の感染拡大でこれらの動きが急激に加速しました。

このような働き方の変化は，同時に，組織のあり方やマネジメント，経済活動，人間関係，家族関係，生活空間の変化を通じて，労働者のウェルビーイング（健康，生産性）にさまざまな影響を及ぼしました。しかし，第3巻の刊行当時はこれらの影響を検証した研究は不足しており，科学的根拠が不十分な状況でした。

その後，約三年が経過し，コロナ禍における働き方の変化やウェルビーイングへの影響が少しずつ明らかになってきました。同時に，どのような働き方や職場での対策がウェルビーイングの向上に有効かといった科学的根拠や実践事例も，少しずつ蓄積されるようになりました。そこで，シリーズ第4巻の本書では，サブタイトルを「ウィズ／ポストコロナでいきいき働く工夫」とし，終わりの見えないコロナ禍で，健康でいきいきと働くために役立つポイントを，その根拠となる理論とともにまとめることにしました。

理論を学ぶことの三つのメリット

ポジティブなメンタルヘルス活動を推進する際に，なぜ背景にある理論を学ぶことが必要なのでしょうか。改めて，三つのメリットに言及したいと思います。

第一のメリットは，現場の活動を，道筋を立てながら計画・立案・実施できる点にあります。これまで，各事業所では，職場や従業員を活性化させるためのさまざまな活動を行ってきました。これらの活動は，何を変化させ，どんな結果をもたらすことを意図して行われていたでしょうか。これらがあいまいな場当たり的な活動は，現場を疲弊させ，従業員を疲弊させてしまいます。理論を学ぶことで，目的のあいまいな活動を減らし，道筋を立てながら活動を計画・立案・実施することができるようになります。

第二のメリットは、産業保健、経営、人事、研究者など、さまざまな立場の人たちと共通の「言葉」で、活動を推進できる点にあります。ポジティブなメンタルヘルスを推進するには、産業保健と経営をはじめとして、さまざまな立場の人たちがこれまで以上に緊密に連携することが必要になりました。しかし、各者の目指す方向は同じでも、そこで用いられる言葉が異なっていては、緊密な連携は図れません。そのようなときに、共通の枠組み、共通の言葉があることで、スムーズな連携が可能になります。

第三のメリットは、活動の一般化・横展開が可能になる点にあります。ある職場で効果的だった活動を、別の職場で同じように展開しても大丈夫でしょうか。他社の良好事例を自社で取り入れても、同じような効果が得られるでしょうか。理論的な枠組みに沿って計画された活動であれば、基本的な枠組みを保持したうえで、職場の特徴に合わせて微調整を加えれば、別の職場でも同じように展開することができるでしょう。

本シリーズの特徴と本書の構成

本シリーズ「職場のポジティブメンタルヘルス」は、「健康いきいき職場づくりフォーラム」の活動の一環として、刊行されています。同フォーラムは、東京大学大学院医学系研究科精神保健学分野と公益財団法人日本生産性本部との共同事業（当時）として、二〇一二年に設立されました。フォーラムの活動の一つに、ポジティブなメンタルヘルスに関連する理論と最新の知見を、会員向けに分かりやすくお伝えするコラムの配信があります。気鋭の研究者・実践家が、得意とする内容をコラムとして月替わりで配信するもので、二〇一三年四月の開始から二〇二三年十一月までに一二三個のコラムが配信されています。本シリーズは、コラムを担当した筆者が、選りすぐりの内容を加筆し書籍としてまとめているもので、本書がシリーズ四冊目となります。

本書は、以下のⅣ部から構成されています。

第Ⅰ部「ウィズ／ポストコロナの働き方」では、コロナ禍における働き方の変化とワーク・エンゲイジメントを高めるためのポイントと、ウェルビーイングに関する新しい考え方「心理的豊かさ」について、二つのコラムにまとめました。第Ⅱ部「テレワーク／リモートワーク」では、コロナ禍で急速に普及したテレワークとリモートワークに注目します。各自が離れた場所で仕事ができるテレワーク／リモートワークですが、メリットだけでなくデメリットも明らかになってきました。ここでは、職場内の対話、リモート会議（特にカメラのオンとオフ）、オンライン職場空間での状況把握、仕事の自己コントロール（セルフリーダーシップ、セルフマネジメント）について、五つのコラムにまとめ、テレワーク／リモートワークを上手に活用するためのポイントを提示しています。第Ⅲ部「セルフケア」では、心身の健康や仕事と余暇にまたがる自己コントロール、運動、身体活動を取り上げ、四つのコラムにまとめました。健康でいきいきと働くために、一人ひとりができる工夫を提示しています。第Ⅳ部「組織開発」では、経営者や管理職が組織をマネジメントするうえで役立つ理論を、五つのコラムにまとめています。インクルージョン、心理的安全性、援助行動のほか、i-dealsやナッジなど比較的新しい理論も紹介されており、コロナ禍に限らず、健康でいきいきと働くことを支える組織マネジメントに役立てることができます。

本書は、健康でいきいきと働くことに関心のある企業の経営者、人材開発や組織開発の担当者、人事労務担当者、職場の管理職、産業保健スタッフ、一般の従業員の方々、そして、この領域に関心のある研究者や大学院生も読者として想定しています。そのため、専門用語はできるだけ少なくし、分かりやすい表現に努めました。本書が、一人ひとりが健康でいきいきと働くための、そして、組織全体がいきいきとするためのヒントとなれば幸いです。

最後になりましたが、健康いきいき職場づくりフォーラムにおいてコラム連載の運営を担当している日本生産性本部の當房知佳様、本企画の書籍化にご快諾いただき、すみずみまで細かく原稿をチェックいただいた誠信書房編集部部長中澤美穂様、それに執筆者の皆様に心より御礼申し上げます。

二〇二四年一月

著者を代表して

島津　明人

目　次

第Ⅲ部　セルフケア

第Ⅳ部　組織開発

第 I 部

ウィズ／ポストコロナの働き方

column 1

ワーク・エンゲイジメントを高める三つのポイント

【島津 明人】

introduction

新型コロナウイルス感染症（COVID-19）のパンデミックにより、社会全体がかつてない働き方の変化に直面し、私たちの健康やウェルビーイングもさまざまな影響を受けました。現在（二〇二三年八月）では、新型コロナ感染症の位置づけが従来の「2類相当」から「5類感染症」に変更され、法律に基づいた外出自粛要請などはなくなりました。しかし、いったん変化した私たちの働き方は、感染が小康状態にある現在でも、完全に元に戻っているわけではありません。

本コラムでは、まず、COVID-19のパンデミックの経験が労働者の健康やウェルビーイングにどのような影響を及ぼすのか、その考え方の概要を紹介します。次に、コロナ禍で大きく変化した働き方として在宅勤務に注目し、健康とウェルビーイングへの影響を紹介します。そのうえで、ウィズ/ポストコロナにおいて、健康でいきいきと働くためのキーワードとして、ワーク・エンゲイジメントに言及します。最後に、コロナ禍のような非常時であっても、健康を維持し、いきいきと働くための三つのポイントを提案します。

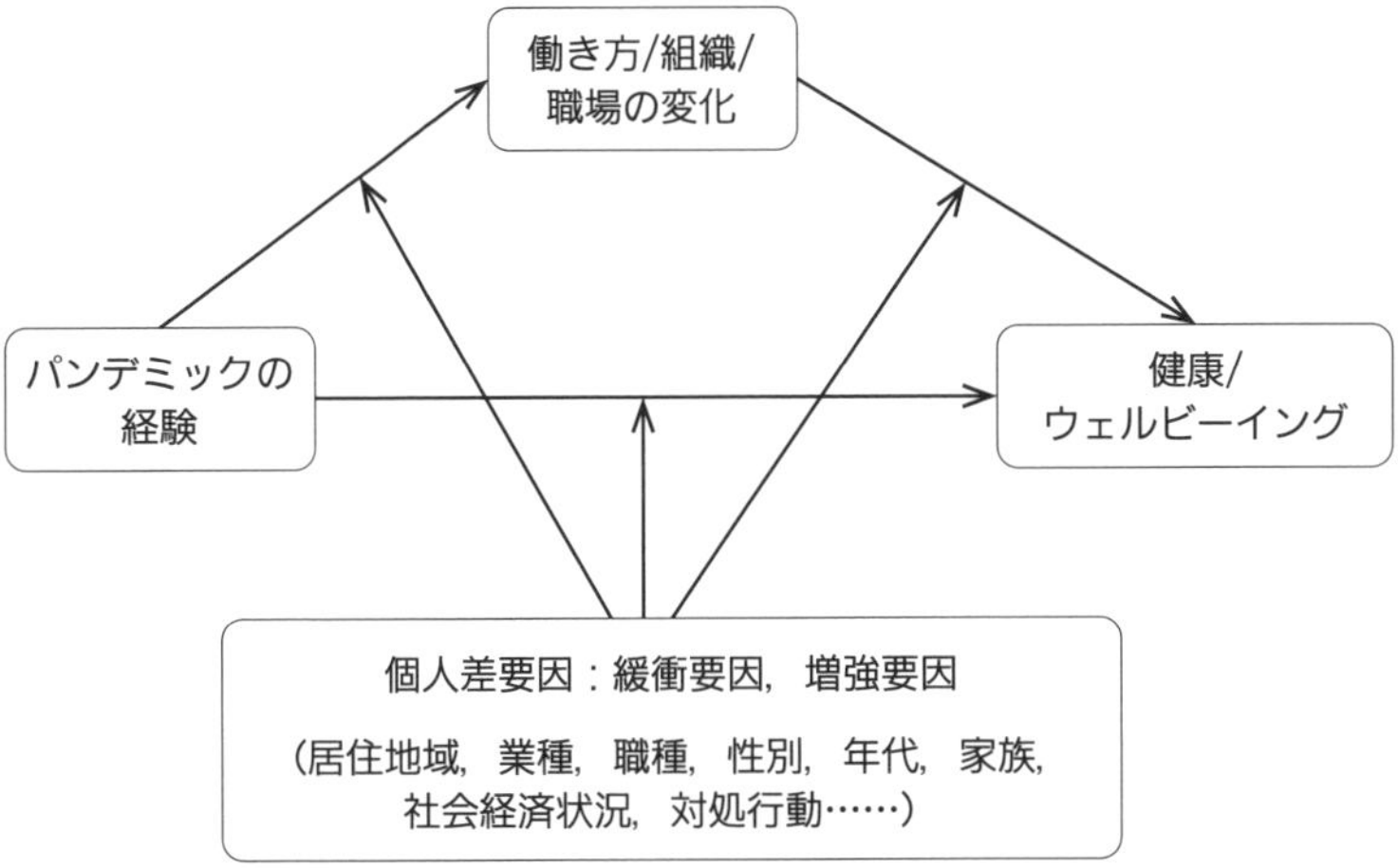

図1-1　COVID-19パンデミック下における労働者の健康とウェルビーイング——考え方の枠組み

1　COVID-19のパンデミックによる心理社会的影響

図1-1は、COVID-19のパンデミックの経験が労働者の健康やウェルビーイングにどのように影響を及ぼすのか、その考え方の概要を示したものです。

第一の経路は、パンデミックの経験自体が、私たちの健康やウェルビーイングに影響を及ぼすものです。パンデミック当初は、新型コロナウイルスに対するワクチン接種が進展しておらず、感染したときの治療法も十分には確立していませんでした。このようなときは、感染や感染への不安が、私たちの心身の健康、仕事や生活の質を直接的に低下させます。

第二の経路は、パンデミックが私たちの働き方、組織や職場のあり方を変化させ、その結果、健康やウェルビーイングに影響を及ぼすものです。従来とは異なる就業状況で働くことによる不安や心理的負担、生活習慣の変化などが、健康やウェルビーイングに影響を及ぼします（Shimazu et al., 2020）。

ただし、これらの経路を通じた健康やウェルビーイングへの影響にも、個人差があります。つまり、コロナ禍で働き方や就業状況が大きく変化した人とそうでない人、働き方や就業状況の変化により、健康やウェルビーイングが大きく影響を受けた人とそうでない人、などの個人差が存在するのです。これらの個人差要因として、居住地域（感染者が多い地域か否か）、業種、職種、性別、年代、家族形態、社会経済状況、ストレスへの対処行動などが考えられます。

このように、コロナ禍における私たちの健康やウェルビーイングは、さまざまな経路とメカニズムを持ちながら影響を受けています。

2　在宅勤務という働き方

（1）在宅勤務の推移と現状

ＣＯＶＩＤ-19のパンデミックを受けて最も大きく変化した働き方は、在宅勤務を含むテレワークの普及と浸透ではないでしょうか。在宅勤務は、労働者の感染リスクを低減し、公共交通機関や混雑した場所を回避することで、ウイルスへの感染リスクを低減します。

日本生産性本部は、政府による第一回緊急事態宣言（二〇二〇年四月七日）の発出後に、「第一回働く人の意識調査」（二〇二〇年五月）を行いました。その後、第二回（二〇二〇年七月）調査から第十二回（二〇二三年一月）調査までは三カ月に一回、第十三回調査（二〇二三年七月）からは六カ月に一回の間隔で、オンライン調査を実施しています（https://www.jpc-net.jp/research/detail/006527.html）。

一連の調査によると、テレワークの実施率は第一回緊急事態宣言直後が最も高く（三一・五％）、その後は徐々に低下し、二〇二三年七月では一五・五％となっています。第十三回調査の結果によると、在宅勤務者の八六・六％が自宅での勤務に満足しており、八六・四％がコロナ禍収束後もテレワークを行いたいと希望しています。これらの変化は、人々が同じ時間に同じ場所に集まる「集合型」の働き方から、各自が主体的に仕事を組み立て（自律）、離れた場所で（分散）、コラボレーション（協働）する働き方へと移行していることを示唆しています。

（2）在宅勤務のメリットとデメリット

コロナ禍で在宅勤務を行う最大のメリットは、公共交通機関や混雑した場所を回避することで、ウイルスへの感染リスクを低減することです。その他にも、通勤時間の削減、場所や時間に関して柔軟な働き方の実現、ワーク・ライフ・バランスの向上、苦手な人との交流の回避、などが挙げられます。こうしたメリットを見ると、在宅勤務は柔軟な働き方を促進し、ワーク・エンゲイジメントを高めそうです。

しかし、在宅勤務のデメリットも指摘されています。たとえば、同僚との交流やコミュニケーションの低下（Izawa et al., 2022）、孤独感の上昇、仕事と私生活との境界の喪失（Gajendran et al., 2007）、家族との葛藤の増加や居心地の悪化などです（Shimazu et al., 2020）。上述した日本生産性本部による第十三回意識調査では、在宅勤務者の八六・六％が自宅での勤務に満足していましたが、テレワークで効率が上がった人は七一・六％に留まっていました。つまり、在宅勤務に満足しても必ずしも効率が上がっていない人が、一定数いることが分かります。

（3）在宅勤務への対応と従業員のウェルビーイング

このように、在宅勤務にはメリットとデメリットの両面があり、一概にどちらの働き方が良いかを画一的に決めることは難しそうです。メディアの報道によれば、「週五出社」に戻した企業もあれば、「原則在宅」とし、テレワークをいっそう推進する企業もあり、テレワークへの考え方や対応は企業によって異なることが分かります。

ここで見過ごしてはならないのは、テレワークに関する経営層の意向だけでなく、従業員の意向です。大塚ら（Otsuka et al., 2021）の研究では、在宅勤務を希望するか否かにより、在宅勤務の日数と心理的ストレス反応との関連のあり方が異なっていました。在宅勤務を希望する人では、在宅勤務日数が増えることで心理的ストレス反応が低減するのに対して、在宅勤務を希望しない人では、在宅勤務日数が増えることで心理的ストレス反応が上昇していました。

また、従業員のパーソナリティによっても、テレワークの影響の受け方が異なることが分かりました。英国人を対象とした研究（Evans et al., 2022）によると、外向性（興味関心が外界に向けられる傾向）や、誠実性（責任感があり勤勉で真面目な傾向）が高い人では、テレワーク期間が長引くほど、生産性、ワーク・エンゲイジメント、職務満足感が低下し、バーンアウトや離職意思が高まっていました（図1-2）。

これらの知見は、在宅勤務の導入や廃止などの決定に際して、従業員の好みやパーソナリティなどの個人差を十分に考慮することの重要性を示唆しています。

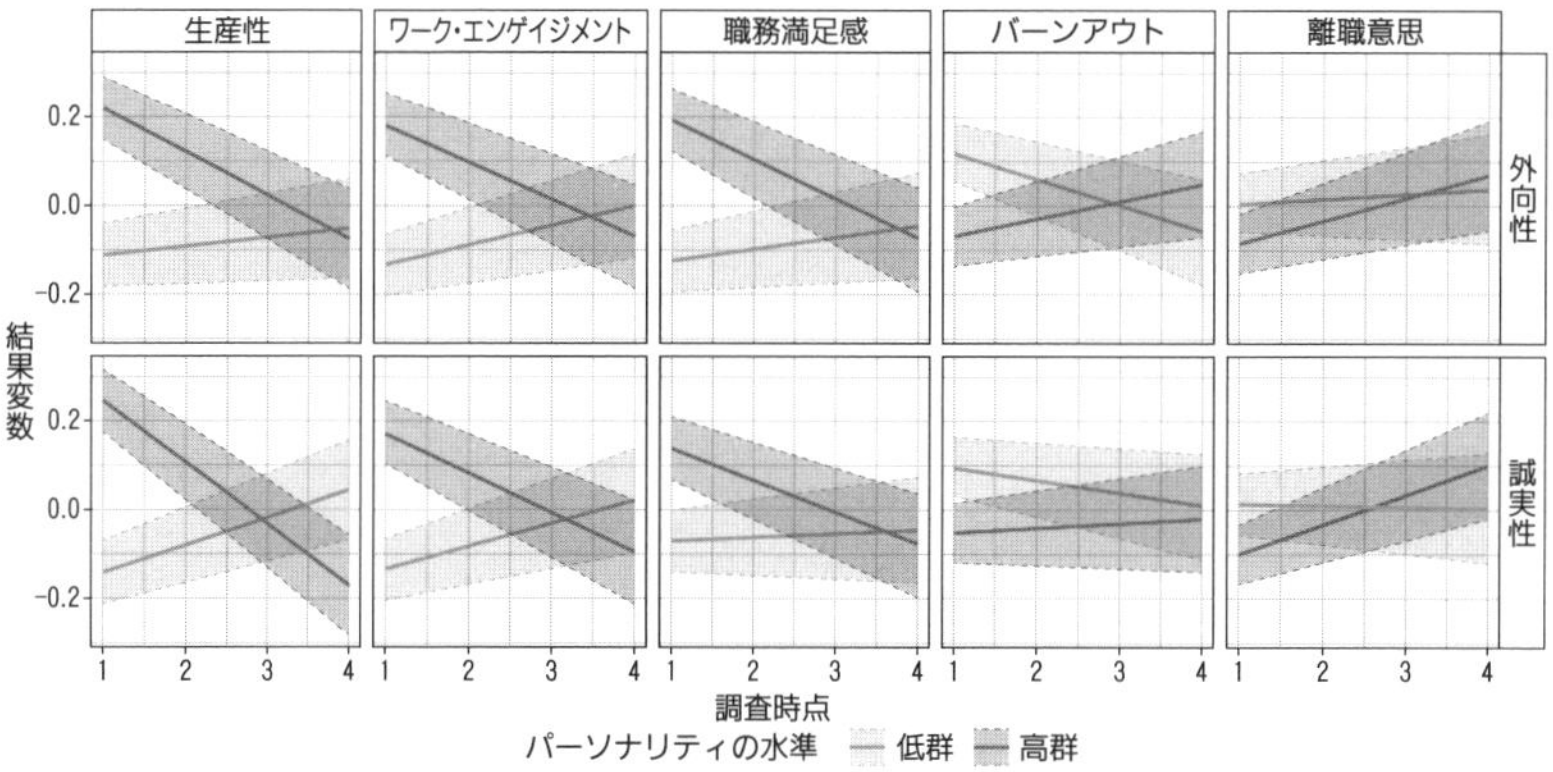

※英国人 974 名のテレワーカーが対象。コロナ第 1 波（2020 年 5 月）から 1 カ月間隔で計 4 回調査を実施。外向性と誠実性の高い人では，生産性，ワーク・エンゲイジメント，職務満足感が低下し，バーンアウトと離職意思が上昇した。

図 1－2　パーソナリティに注目したテレワークの影響の個人差
（Evans et al., 2022, p.786 をもとに著者作成）

3　ワーク・エンゲイジメント

このような状況において、健康を維持し、いきいきと働くためには、どのような視点が必要でしょうか。ここでは、ワーク・エンゲイジメントをキーワードに考えてみます。

ワーク・エンゲイジメントとは、①仕事に誇りや、やりがいを感じている（熱意）、②仕事に熱心に取り組んでいる（没頭）、③仕事から活力を得ていきいきとしている（活力）の三つがそろった状態であり、バーンアウトの対概念として位置づけられています（Schaufeli et al., 2022）。バーンアウトした従業員は疲弊し、仕事への熱意が低下しているのに対して、ワーク・エンゲイジメントの高い従業員は心身の健康が良好で、パフォーマンスも高いことが明らかにされています（島津，2022）。

バーンアウトを予防し、ワーク・エンゲイジメント

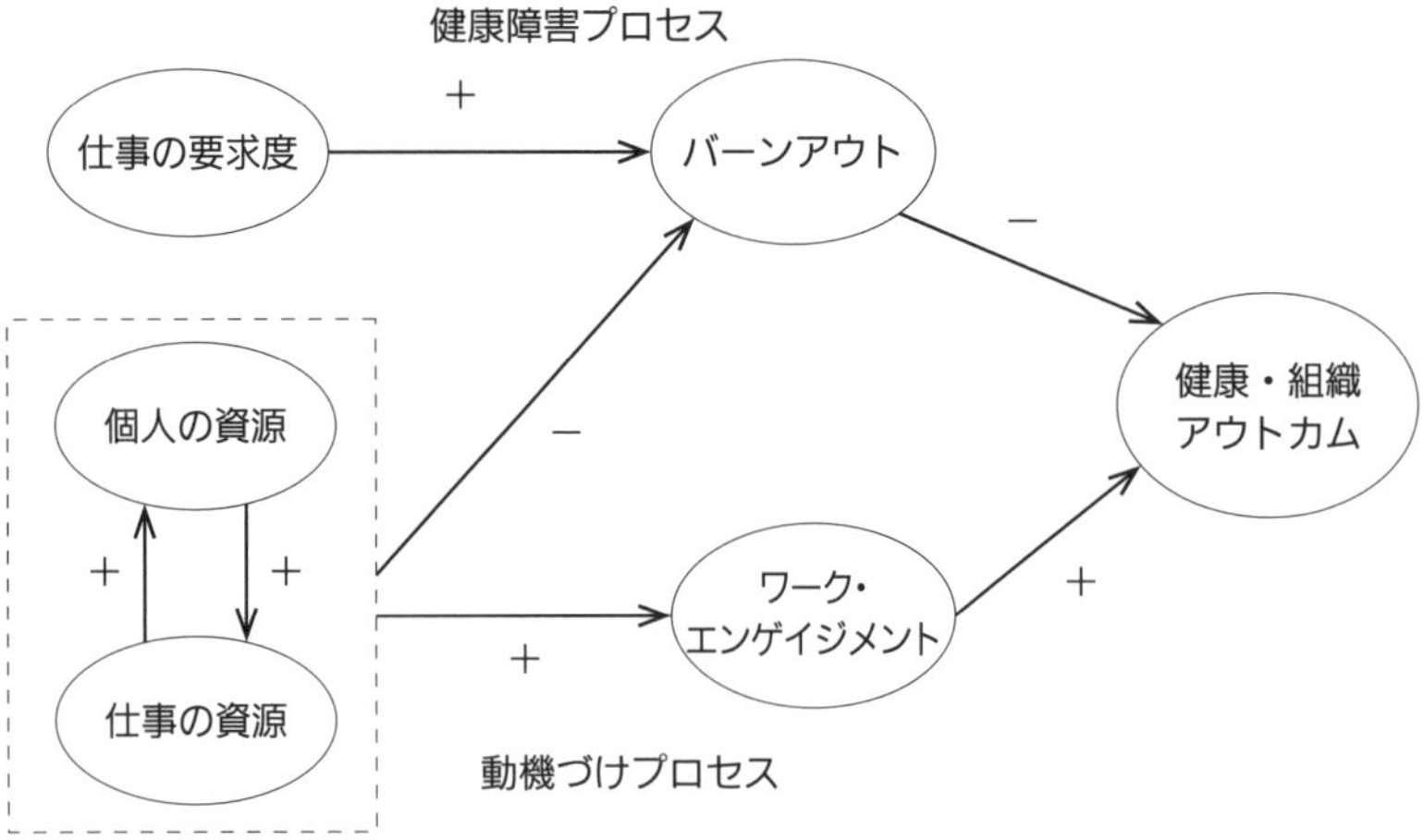

図1‐3　仕事の要求度‐資源モデル（島津，2022，p.62をもとに著者作成）

を高める職場づくりのヒントとして、「仕事の要求度‐資源モデル」（Schaufeli & Bakker, 2004）の考え方が有用です（図1‐3）。仕事の要求度‐資源モデルは、健康障害プロセスと動機づけプロセスの、二つのプロセスから構成されます。仕事の資源とは、仕事の裁量権、上司や同僚からの支援、仕事のやりがい、組織との信頼関係など、職場や仕事が有する強みを指し、個人の資源とは、自己効力感やレジリエンスなど、個人が有する強みを指します。バーンアウトを予防し、ワーク・エンゲイジメントを高める職場をつくるには、仕事の要求度を低減させるだけでは十分ではありません。仕事の資源と個人の資源を高める視点も、併せて重要となります。

4　ワーク・エンゲイジメントを高めるには

新しい働き方に直面している私たちは、どのようにしてワーク・エンゲイジメントを高めることができるでしょうか。以下では、仕事の要求度‐資源モデルに沿って、その方策を考えます。ここでは、ワーク・エンゲイジメントの向上につながる仕事の資源や個人の資源を、いかに増強できるかが重要になります。

(1) 仕事の資源の向上

仕事の資源に関しては、経営層や組織への信頼感、上司や同僚からの支援、仕事へのフィードバック、仕事のコントロールへの注目が重要です。在宅勤務を含むテレワークでは、人と人との社会的（物理的）距離だけでなく、心理的距離も大きくなることが懸念されます。在宅勤務では自律的に仕事ができる反面、周囲からのサポートが得にくく、心理的に孤立しやすくなります。

上司‐部下間では、対面の機会が減少することから、業務に関する上司の期待と部下のパフォーマンスとのずれが生じやすくなります。同僚間でも、ちょっとした雑談やおしゃべりの機会が減少し、組織が「乾いた」関係になりがちです。

このような状況では、メンバー同士の気の利いた行動や利他的な行動（助け合いや思いやりのある行動）が減少し、組織全体のパフォーマンスも低下する可能性があります。オンライン上であっても、仕事以外の話題などを気軽に話せ、意見交換できる場の設定が必要です。そのためには、それぞれのメンバーが適度なつながりを持ちながら、自律的な働き方を支援するマネジメントの工夫が必要となります。

(2) 個人の資源の向上

個人の資源に関しては、自己効力感や仕事の意義（働くことの意義）をいかに高めるかが、重要になります。自己効力感とは、自らの行動を主体的にコントロールできているという感覚です。しかし、先の見えないなかで自律的な働き方が求められる状況では、自己効力感を実感することは容易ではありません。身近で具体的な目標を設定し、これらを達成することで小さな成功体験を積み重ね、コントロール感を高める工夫が必要です。

一方で、長期的な視点を持ちながら、仕事の意義（やりがい）をとらえ直すことも重要です。COVID-19のパンデミックにより、これまで当たり前と考えられてきた働き方が大きく覆されました。同じ時刻に、同じ場所に集まり、同じメンバーが顔を合わせながら働く、という制約が外されたのです。業種や職種にもよりますが、時間や場所に制限されない働き方が可能になった現在、いつ、どこで、誰と、どのように働くのか、そして「何のために働くのか」「誰のために働くのか」「どんな点にやりがいを感じるのか」といった仕事の意義を、改めて考える必要があります。

その際、働き方だけでなく休み方にも注目する、仕事と私生活との関わりをポジティブな視点からとらえ直してみる、家族やコミュニティとの関わりにも注目する、など多面的な視点を持ちながら、これからの生き方を俯瞰的に眺めてみるとよいでしょう。

5　実践へのポイント

ウィズ／ポストコロナの状況において、ワーク・エンゲイジメントを維持し、高めるポイントとして、以下の三点を挙げたいと思います。

❶ 経営層や職場のリーダーは、それぞれのメンバーが適度なつながりを持ちながらも、自律的な働き方ができるように支援しましょう。
❷ 従業員は、身近で具体的な目標を設定し、これらを達成することで小さな成功体験を積み重ね、コントロール感を高めます。長期的には、仕事の意義を改めて考えてみましょう。
❸ 働き方だけでなく休み方にも注目する、仕事と私生活との関わりをポジティブな視点からとらえ直してみる、家族やコミュニティとの関わりにも注目するなど多面的な視点を持ちながら、これからの生き方を俯瞰的に眺めてみましょう。

6　おわりに

本コラムでは、コロナ禍において、健康を維持し、いきいきと働くための三つのポイントを、ワーク・エンゲイジメントに注目しながら提案しました。ウィズ／ポストコロナの時代では、人々が同じ時間に同じ場所に集まる「集合型」の働き方から、各自が主体的に仕事を組み立て（自律）、離れた場所で（分散）、コラボレーション（協働）する働き方へと、これまで以上に移行しそうです。本コラムの内容が、新しい働き方におけるワーク・エンゲイジメントの向上に役立てば幸いです。

【文献】

Evans, A. M., Meyers, M. C., De Calseyde, P. P. F. M. V., & Stavrova, O.（2022）Extroversion and conscientiousness predict deteriorating job outcomes during the COVID-19 transition to enforced remote work. *Social Psychological and Personality Science,* **13**, 781-791.

Gajendran, R. S. & Harrison, D. A.（2007）The good, the bad, and the unknown about telecommuting: Meta-analysis of psychological mediators and individual consequences. *Journal of Applied Psychology*, **92**, 1524-1541.

Izawa, S., Nakamura-Taira, N., Yoshikawa, T., Akamatsu, R., Ikeda, H., & Kubo, T.（2022）Conversation time and mental health during the COVID-19 pandemic: A web-based cross-sectional survey of Japanese employees. *Journal of Occupational Health*, **64**, doi:10.1002/1348-9585.12334.

Otsuka, S., Ishimaru, T., Nagata, M., Tateishi, S., Eguchi, H., Tsuji, M., Ogami, A., Matsuda, S., Fujino, Y., & CORoNaWork Project（2021）A cross-sectional study of the mismatch between telecommuting preference and frequency associated with psychological distress among Japanese workers in the COVID-19 pandemic. *Journal of Occupational and Environmental Medicine*, **63**, e636-e640.

Schaufeli, W. B., Salanova, M., Gonzalez-Romá, V., & Bakker, A. B.（2002）The measurement of engagement and burnout: A two sample confirmative analytic approach. *Journal of Happiness Studies,* **3**, 71-92.

Schaufeli, W. B. & Bakker, A. B.（2004）Job demands, job resources, and their relationship with burnout and engagement: A multi-sample study. *Journal of Organizational Behavior,* **25**, 293-315.

島津明人（2022）『新版ワーク・エンゲイジメント――ポジティブ・メンタルヘルスで活力ある毎日を』労働調査会

Shimazu, A., Nakata, A., Nagata, T., Arakawa, Y., Kuroda, S., Inamizu, N., & Yamamoto, I.（2020）Psychosocial impact of COVID-19 for general workers. *Journal of Occupational Health*, **62**, e12132

column 2

第三のウェルビーイング
——心理的に豊かになる働き方とは

【大野 正勝】

introduction

「良い人生（グッド・ライフ）」とは何かと考えるうえで、多くの人にとって、仕事は欠かせない存在の一つです。人と仕事との間にはさまざまな関係性がありますが、私たちが最終的に目指しているのは、仕事そのものを含め、仕事を通じて、より幸福に、意義深い生き方を構築していくことではないでしょうか。近年、従来のウェルビーイングの考え方を発展させるべく、「心理的豊かさ」という新たな概念が提唱されました。本コラムでは、健康でいきいきと、そしてより良く生きていくために、心理的に豊かになる働き方を最新のウェルビーイング研究を紐解きながら、考えていきたいと思います。

1　人生における「仕事」のとらえ方

歴史に刻まれるような世界的な出来事は、往々にして、私たちの働き方や生き方に大きな疑問を投げかけます。パンデミックもその例外ではなく、労働者を取り巻く環境や働き方そのものが大きく変化し、その適応を強いられながら、見えない答えを探ってきた数年間だったのではないでしょうか。また、多かれ少なかれ、個々の人生における「仕事」のあり方を、考え直された方もいたのではないでしょうか。

全体的な視野から仕事をとらえるアプローチにはさまざまありますが、レズネスキーら（Wrzesniewski et al., 1997）は、人と仕事の間に生じる関係性として、次の三つに分けて論じています。

①労働（ジョブ）――個人的な充足感はなく、仕事は金銭的・物質的な報酬を得るための手段。
②キャリア――権力や特権を獲得するため、また、自己成長を目指したり周りからの承認を得るための機会。
③天職（コーリング）――働くこと自体が目的となっており、仕事そのものが報酬・深い意義をもたらす存在。

この三つの立て分けを決める要因として注意すべきは、この業界にいるから、またはあの職位につけたから、というような相違によるものではなく、あくまで個人のとらえ方に起因するという点です。過去の研究では、自分の仕事を天職として位置づけられる人ほど、高い充足感や楽しさ、エンゲイジメントを経験できることが分かっています。

一見すると、天職を目指すことが、より幸せになる鍵のように感じられます。ですが、いずれの関係性であったとしても、私たちが目指しているのは、仕事そのものを含め、仕事をも通じての「良い人生（グッド・ライフ）」の構築と言えるのではないでしょうか。生活に必要なお金も、自己成長の機会も、また仕事のやりがいを深めていくことも、そのために必要な要素であると言えます。

本コラムでは少し視野を広げ、私たちが健康でいきいきと、そしてより良く生きていくために心理的に豊かになる働き方を、最新のウェルビーイング研究を紐解きながら考えていきたいと思います。

2　「心理的な豊かさ」とは

「理想的な人生に必要なものとは」と聞かれた際に、皆さんは何を思い浮かべるでしょうか。九カ国にわたる異文化間調査（Oishi et al., 2020）によると、一貫して家族や仕事、お金といった言葉を含んだ回答が多かったことが分かりました。ちなみに、日本人による言葉の頻出度では、「仕事・就職」「自分」「結婚」の順番となっていました。一方、アメリカやインドでは、「家庭・家族」「お金」「仕事・就職」などの言葉が高く報告されていました。この比較から見ても、仕事が、国を越えて、理想的な人生を考えるにあたり重要視されていることが確認できます。

理想的な人生、あるいはグッド・ライフの理解を深めるうえで、ポジティブ心理学でもよく取り上げられるウェルビーイングの研究が参考になります。そのなかでも代表的な概念に、ヘドニア（Hedonia）とユーダイモニア（Eudaimonia）があります。ヘドニアがポジティブ感情などの快楽の幸せを指すのに対し、ユーダイモニアは個人の美徳や強みを活かした意義深い幸せを指します。ユーダイモニアは、人生の究極の目的を幸せ（ユーダイモニア）と明言した、アリストテレスの言葉に由来します。ここでは定義の深掘りやギリシャ哲学の流れについては割愛しますが、この二元的なウェルビーイングの考え方は、現代心理学において主流となっています。やがて、これらの側面は組織研究にも応用され、職場におけるポジティブ感情や仕事の意義などといった概念として検証が重ねられています。

しかし、二元的なアプローチのままでウェルビーイングの全体像をとらえきれているのかと、疑問を投げかけた研究者らが現れます。そして、数々の検証を通して、グッド・ライフを構成する第三のウェルビーイング要素「心理的豊かさ（Psychological Richness）」という概念を、新たに提唱したのです。心理的に豊かな人生とは、深い興味を促進し、視点の転換をもたらすようなさまざまな経験によって特徴づけられます。そして、この概念はヘドニア・ユーダイモニアそれぞれとの関連性を保ちながらも、心理統計的に別概念として区別すべきものであることが分かってきました。また、心理的豊かさの提唱は、従来の二側面と比べて甲乙をつけるためではなく、あくまでウェルビーイングという広い概念を補完するためであることも強調されています。

図2-1に、三つのウェルビーイングの側面それぞれの特徴を紹介してあります。心理的豊かさに関する一連の研究結果は *Psychological Review* 誌にて発表された論文（Oishi & Westgate, 2021）に詳しくまとめられており、本コラムでの主な参考資料となっています。

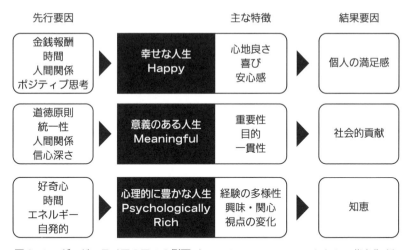

図 2-1　グッド・ライフの三つの側面（Oishi & Westgate, 2021 をもとに著者作成）

それでは、心理的豊かさを第三の要素として科学的に期待できる点を受け、そもそも私たちはそのような人生を望んでいるのでしょうか。仕事や家族・友人関係を通し、幸せで意義深い人生で十分とは言えないのでしょうか。これらの疑問についても、詳しい調査が行われています。先述の異文化間調査のなかで、三つのグッド・ライフの要素のなかからあえて一つだけ選ぶとしたらどれか、という質問がありました。すると、参加者の半数以上（九カ国間の割合範囲：五〇〜七〇％）が、ヘドニアに基づく幸せな人生を求めていることが分かりました。それに続いてユーダイモニア、そして心理的豊かさという順番になっていました。そして、比較的少ない割合（七〜一七％）とはいえ、一定数の人が心理的に豊かな人生に重きを置いていることが分かったのです（ちなみに、制限を設けない場合は、すべての要素が重要であると評価されました）。国際比較をさらに進めていくと、なかでもドイツをはじめ、日本や韓国、そしてインドにおいて、その傾向が強いことが分かりました。

3　「心理的豊かさ」を生み出す要素

　ここまで、心理的豊かさとは何かという話を進めてきましたが、それを促すには何が必要なのでしょうか。次に、心理的な豊かさをもたらす要因として、「個人資質」と「環境」の、大きく二つを紹介します。

　個人資質を探るにあたり、過去の研究では、特に5因子モデル（ビッグファイブ）が注目されました。ビッグファイブは性格特性を、開放性、誠実（勤勉）性、外向性、協調性、情動性（神経症傾向）の五つの大きな要素で区分するモデルですが、これらのなかにおいて一貫して重要な予測要因となっていたのが、開放性だったのです。つまり、新しい創造的な経験に進んで取り組める人、好奇心旺盛で多様な価値観を柔軟に受け止められるような人ほど、心理的に豊かである傾向が高かったのです。また、参加者グループによって結果が異なったものの、外向性や情動性との相関関係も認められました。

　一方、環境要因としては、驚きや新鮮さ、複雑性に富んだ経験を経ていくことが、心理的豊かさに大きく影響することが分かっています。ある意味では、開放性の高さを反映して、より選択されやすい環境と言えるのではないでしょうか。過去の研究では、具体的な環境要因が検証されています。たとえば、アメリカの大学生を対象に、留学経験がもたらす心理的な豊かさの変化を検証した研究（Oishi et al., 2021）があります。その検証では、留学経験を経た学生がそうでない学生に比べて、心理的な豊かさが増していた（学期の始まりと終わりの変化を比較）ことが明らかになりました。しかし、ヘドニア・ユーダイモニアにおいては、どちらの検証グループにおいても留学期間前後の変化は認められませんでした。さらに詳しい調査を進めると、留学中に文化的・芸術的な活動に触れたことが、増加傾向を説明する重要な要因の一つであることが分かったのです。

また、別の例として、謎解きを繰り返して部屋からの脱出を試みる、「エスケープ・ルーム（脱出ゲーム）」があります。この検証（Cha et al., 2020）では、初めてゲームを体験した人は、すでに体験したことのある人に比べると、より高い心理的豊かさを報告していたことが分かりました。ゲームの成功・失敗はヘドニアには直接関連していたものの、心理的豊かさとは無関係でした。そのかわり、失敗・成功に関係なく、経験そのものを主観的にチャレンジングだと感じるほど、高い心理的な豊かさに結びついていたのです。この点において、心理的豊かさは、チャレンジとスキルのバランスによって生み出される最適経験、すなわちフロー体験にも通じています。

これらの例から、心理的豊かさを育むためには、馴染みのない環境に身を置き、新鮮で挑戦的な活動に取り組むことが重要であると言えます。また、これらの経験を一時的なものにとどめず、その積み重ねを通して視点を転換・拡張していくことが必要であるとも強調されています（Oishi & Westgate, 2021）。環境要因と違い、個人資質である性格の点は変えようがないように考えられるかもしれませんが、最近の研究（Stieger et al., 2020）によると、二週間のスマートフォンによる介入を通じ、開放性において、安定した中期的変化をもたらすことができると分かっています。開放性の低い人にとって、なかなか個人のコンフォートゾーンから抜け出すことは難しいかもしれませんが、訓練次第で資質そのものを変化させ、また求める環境にも変化をもたらすことができるのです。

このように、個人と環境の相互作用に支えられながら、第三のウェルビーイングを深める可能性を示唆しています。

4　心理的豊かさのもたらすもの

ヘドニアやユーダイモニアが私たちにとって重要である点は、長期にわたるさまざまな研究にて、明らかとなってきています（大石，2009）。図2-1でも示されていますが、広い意味では、ヘドニアは個人における満足感に、ユーダイモニアは社会的貢献につながる役割を果たします。

それでは、研究対象となってからまだ歴史の浅い心理的豊かさは、何をもたらしてくれるのでしょうか。関連研究の考察を紐解いていくと、心理的に豊かな人は、より幅広い経験を通じてさまざまな視点に触れ、時に受け入れていくなかで、人生の複雑性をより深く認識できることが分かってきています。その根底には、心理的に豊かな人が、秩序や現状の維持ではなく、より変化を好む傾向性が存在しています。他者と関わる場面では、誰かの行動の原因を一つに決めつけることなく多様に考えることができたり、個々の違いを表面的なカテゴリーにとどめることなく認識できたりします。こうして、より包括的で柔軟な思考をもって、実生活での知恵を効果的に働かせることができるのです。

この点を踏まえると、心理的な豊かさを育んでいくことは、効果的なリーダーシップの発揮においても重要な実践知（フロネシス）を備えていくことに通じると考えられます（Schwartz, 2011）。単純に考えると、経験値や年数によって増加するように見受けられますが、年齢と心理的豊かさには関連性を裏づけるデータがありません。知恵を深めていく作業には、より複雑なプロセスが必要とされているからでしょう。

また、過去の論文（Oishi et al., 2020）では、次のような興味深い指摘がなされています。「重要なのは、幸福や意味とは違い、心理的豊かさという概念には不安感や不快感といった経験も含まれるということです。グッド・ライフとは、常に心地良くて献身的なものではありません。真理や知識を追究し、自身を取り巻く世界との深い出会いに重きを置く人生にも価値があるのです。これらを理解してこそ、なぜ人が時に快適さや安心感を捨ててまで、豊かな経験を求めるのかを知ることができるでしょう」。

一般的な言い回しを借りれば、「酸いも甘いも嚙み分け」られる人になることに通じる点と言えます。個人的な見解になりますが、心理的豊かさのもたらすものとは、自己成長の機会を意図的、継続的に求め、人生に深みを与えていく作業そのものなのではないでしょうか。

5　実践のポイント——心理的に豊かになる働き方とは

ここまで読まれて気づかれた方もいるかもしれませんが、概念自体の新しさゆえか、心理的豊かさを扱った組織研究はいまだ存在していません（本コラム執筆時、私の受け持っている学生が、本概念とエンゲイジメントとを絡めた修士論文に取り組んでいました）。ここでは、今回紹介した知見を通して、心理的に豊かになる働き方への実践的糸口を探ってみたいと思います。

（1）新鮮で挑戦的な職場環境、また、そのような環境を生み出す仕事態度

第一歩として、より包括的なウェルビーイングの達成のために、まずは心理的豊かさの重要性を認識する

ことが大切になります。特に組織研究における実践知やリーダーシップの視点から考察すると、心理的豊かさを通じて育まれる知恵は、必要不可欠な要素ととらえることができます。それを踏まえると、次に、職場における心理的豊かさを促進しうる環境を求め、生み出していくことが大切になってきます。

たとえば、ジョブ・デザインを通して新鮮かつ多様な業務や、背景や価値観の異なる人材と触れ合えるような場面を盛り込むことなどによって、心理的豊かさの促進につなげるのではないでしょうか。反対に、慣れ親しんだ作業の範疇を出ることなく、「平常運転」を続けているように感じる場合には、心理的豊かさにおける効果は見込めないでしょう。同時に、繰り返しのように見える作業のなかにも、一剣を磨く職人のように、常に新境地を求める姿勢を持つことにより、新鮮で興味をそそる経験を生み出すことができるとも考えられます。いずれの状況においても、自身のコンフォートゾーンから出ることを恐れず、より多様で視野を広げられるチャレンジングな経験に対して、少しずつでもオープンになっていくことが大切となります。

（2）文化的・芸術的活動を通した経験の多様化

また、職場のつながりを通じて文化的・芸術的な活動に積極的に参加することも、心理的豊かさの向上につながると言えるでしょう。一見仕事との直接的な関係がないように見えても、そうした活動を経ての視点の広がりや知恵の獲得は、予期せぬかたちで仕事への恩恵をもたらしてくれるかもしれません。現在の研究はまだ限られていますが、今後、仕事上においてどのような活動が心理的豊かさを拡げるのか、さらなる検証が進んでいくことを期待します。

実践のポイントをまとめると、以下のようになります。

❶ これからのウェルビーイングを考えるにあたり、ヘドニア・ユーダイモニアを大切にしながらも、新しい側面の可能性を認識しましょう。
❷ 日々の仕事や関わる人など、可能な場面において、新鮮さや多様性の高い経験を求めていきましょう。
❸ 仕事への関連性にかかわらず、価値観を広げたり、感受性を高め、できる活動を盛り込みましょう。

6　おわりに

職場においては、新規プロジェクトへの取り組みや、忙しく変化するビジネス環境への適応など、心理的な豊かさをもたらしうる機会にあふれています。同時に、そこにはさまざまなリスクも潜んでおり、喜ばしくやりがいのある経験ばかりではないかもしれません。従来の幸福感のとらえ方だけでは、そのような機会を積極的に求めても、グッド・ライフにはつながらないのでは、と考えてしまうでしょう。

そこを打開してくれたのが、今回紹介した心理的な豊かさという考え方なのだと思います。良きにつけ悪しきにつけ、それら多様な経験を価値あるものにとらえていくなかで、心理的に豊かな生き方、働き方へと導いていくことができます。その根底には、まるで小舟が大船に変化していくような、一歩深い部分での個人の成長に裏づけられた安心感があるのではないでしょうか。

【文献】

Cha, Y., Son, L. K., & Oishi, S.（2020）Experienced difficulty in escape rooms promotes psychological richness [Poster presentation]. A poster presented at the annual meeting of the Happiness and Well-Being Preconference of the Society for Personality and Social Psychology, New Orleans.

大石繁宏（2009）『幸せを科学する――心理学からわかったこと』新曜社

Oishi, S., Choi, H., Buttrick, N., Heintzelman, S. J., Kushlev, K., Westgate, E. C., Tucker, J., Ebersole, C. R., Axt, J., Gilbert, E., Ng, B. W., & Besser, L. L.（2019）The psychologically rich life questionnaire. *Journal of Research in Personality*, **81**(4), 257-270. [https://doi.org/10.1016/j.jrp.2019.06.010]

Oishi, S., Choi, H., Koo, M., Galinha, I., Ishii, K., Komiya, A., Luhmann, M., Scollon, C., Shin, J.-E., Lee, H., Suh, E. M., Vittersø, J., Heintzelman, S. J., Kushlev, K., Westgate, E. C., Buttrick, N., Tucker, J., Ebersole, C. R., Axt, J., & Besser, L. L.（2020）Happiness, meaning, and psychological richness. *Affective Science*, **1**(2), 107-115. [https://doi.org/10.1007/s42761-020-00011-z]

Oishi, S., Choi, H., Liu, A., & Kurtz, J.（2021）Experiences associated with psychological richness. *European Journal of Personality*, **35**(5), 754-770. [https://doi.org/10.1177/0890207020962334]

Oishi, S. & Westgate, E. C.（2021）A psychologically rich life: Beyond happiness and meaning. *Psychological Review*, **129**(4), 790-811. [http://dx.doi.org/10.1037/rev0000317]

Schwartz, B.（2011）Practical wisdom and organizations. *Research in Organizational Behavior*, **31**, 3-23. [https://doi.org/10.1016/j.riob.2011.09.001]

Stieger, M., Wepfer, S., Ruegger, D., Kowatsch, T., Roberts, B. W., & Allemand, M.（2020）Becoming more conscientious or more open to experience? Effects of a two-week smartphone-based intervention for personality change. *European Journal of Personality*, **34**(3), 345-355. [https://doi.org/10.1002/per.2267]

Vittersø, J.（2016）Handbook of eudaimonic wellbeing. Springer. doi: 10.1007/978-3-319-42445-3

Wrzesniewski, A., McClauley, C., Rozin, P., & Schwartz, B.（1997）Jobs, careers, and callings: People's relations to their work. *Journal of Research in Personality,* 31, 21-33

第Ⅱ部

テレワーク／リモートワーク

column 3

ポストコロナ時代の働き方とテレワーク
――職場内の対話の重要性

【江口　尚】

introduction

テレワークは、ポストコロナ時代においても一般的となるでしょう。皆さんの会社では、テレワークをどのように位置づけているでしょうか。本コラムでは、私が関わった研究成果なども紹介しながら、ポストコロナ時代の働き方とテレワークとの関係について、考えてみたいと思います。

1　ポストコロナ時代の働き方の現状

少子高齢化により生産年齢人口（十五歳以上六十五歳未満の人口）が減少し続ける日本においては、一人でも多くの働き手を確保する必要があります。さまざまな理由から働くことを諦めていた高齢者や、育児や介護の両立が必要な方、障害や疾病のある方にも、働きたいという意欲があれば働くことができる社会の構築が求められています。そのような社会では、高校や大学を卒業後、フルタイムの正社員として就職し、同じ会社で働き続け定年退職を迎えるという、従来の終身雇用を前提とした画一的な働き方では対応ができなくなりました。そのため企業には、働く時間や、働く場所、働く時期など、できるだけ働き手の生活に合わせた働く機会の提供が求められます。

さらに、以前のように仕事を最優先とするような風潮も、多様な働き方を進めるうえでは、大きな障害と位置づけられるようになりました。長時間労働の削減やワーク・ライフ・バランスといった働き方改革が進められ、仕事の意味づけも、昇進や昇給だけを前提とせず、働きがいや仕事の社会的な意味、仕事の優先順位など、多様化してきています。

このように、「仕事」をめぐる多様化は、新型コロナウイルス感染症のパンデミックの前から少しずつ進んでいましたが、三年間の新型コロナウイルス感染症のパンデミックはその変化のスピードを早めました。最も大きな変化がテレワークの普及、一般化でしょう。

働き手の確保の議論と同様に、人手不足を緩和するための対策として、労働者の生産性の向上についても関心が高まっています。生産性向上の議論にはいくつかあります。日本はもともと現場の「改善（カイゼン）」活動に基づく生産性の改善を得意としていましたが、最近はデジタルトランスフォーメンション（DX）による生産性の改善が求められるようになっています。それに加えて、労働者の働く意識（ワーク・エンゲイジメント）への関心も高まっています。

ワーク・エンゲイジメントは、仕事に関連するポジティブで充実した心理状態として、「仕事から活力を得ていきいきとしている（活力）」「仕事に誇りとやりがいを感じている（熱意）」、「仕事に熱心に取り組んでいる（没頭）」の、三つが揃った状態として定義されています。つまり、ワーク・エンゲイジメントが高い人は、仕事に誇りとやりがいを感じ、熱心に取り組み、仕事から活力を得て、いきいきとしている状態にあると言えます。ワーク・エンゲイジメントの向上は、生産性の向上につながることが確認されており、ワーク・エンゲイジメントを向上するための介入研究も多く行われています。

日本人のワーク・エンゲイジメントは、海外の労働者と比較しても低いことが指摘されています。ワーク・エンゲイジメントは仕事の要求度-資源モデル（JD-Rモデル）をベースに議論されており、JD-Rモデルでは、ワーク・エンゲイジメントはアウトカムと位置づけられています。JD-Rモデルでは、ワーク・エンゲイジメントを向上させるためには、先行要因である「仕事の資源」を充実させる必要があるとされています。

日本人のワーク・エンゲイジメントが低い理由については、日本人はポジティブな感情や態度の表出を抑制するのが社会的に望ましいとされる風潮があるのに対して、欧米では積極的に表出することが望ましいされる風潮があるという、文化的な相違で説明をされていることが多いようです。

一方で、日本の失われた三〇年の主因の一つと言われるデフレーション（デフレ）については、「デフレが社会に定着すると、少しの値上げでも顧客が逃げてしまうのではと企業は恐れるようになり、原価が上昇しても企業は価格に転嫁できない、価格支配力を喪失する。価格支配力を喪失した企業は前に進む活力を失ってしまう。つまり、現場の技術者から前向きな商品開発に取り組む機会を奪うというかたちで社会に歪みを生じる」という議論もあります（渡辺、2022）。

この三〇年間賃金が上昇せず、人口減少社会での経済成長を諦め、経済成長を追求しない脱成長の議論が生じる日本だからこそ、経済成長を前提としない働き方を模索する動きが出てくることも理解できます。経済の成長とそれに伴う賃金の上昇は、欧米や新興国では一般的でありながら日本ではそうではなくなっている現状からも、このような日本経済特有のマクロ的な状況が、低いワーク・エンゲイジメントを生んでいる可能性があります。ただ、直近では、この三〇年間のデフレ下で、コスト削減が優先される引き算の経営が蔓延したことへの反省から、定期昇給の再開や、人的資本投資への関心の高まりが生じ、「労働」を取り巻く環境が大きく変わりつつあります。そのことが、日本の労働者のワーク・エンゲイジメントにも、良い影響をもたらすかもしれません。

このように、近年、労働者を取り巻く環境は大きく変化しており、その影響を評価するにあたっては、生産性、離職、健康など、さまざまなアウトカムが想定できます。そのため、産業保健的なアプローチだけではなく、経済学や経営学といった学際的な研究が必要となりますが、テレワークはJD-Rモデルにおける労働者の働き方を充実させるための資源と位置づけられ、うまく活用することでワーク・エンゲイジメントを高めることができるかもしれません。テレワークをうまく活用するには、人事だけではなく、産業保健職や労働組合など、社内のさまざまな関係者の連携（インターセクターアプローチ）が不可欠です。この「うまく活用する」については、後ほど説明します。

2　ポストコロナ時代のテレワークの現状と課題

ビジネスパーソン四万人を対象にした国土交通省の実態調査によると、二〇二二年度にテレワークをした人の割合は二六・一％でした。二〇二一年度から〇・九ポイントの低下にとどまり、コロナ前と比べると、一〇ポイントほど高い水準が続いています。また、通勤時間が長くなるほど、テレワークの比率は高い状況でした。みずほ総合研究所はコロナ前の時点で、テレワークが定着すれば、国内総生産（GDP）を約四三〇〇億円押し上げられると推定していました（みずほ総合研究所、2018）。その理由として、満員電車での通勤を回避することで肉体的・精神的負担が減り、労働効率が高まる、と説明をしています。別の調査では、労働者は労働時間よりも通勤時間が延びることを避けることが明らかになっています（Morikawa, 2018）。このような状況から、コロナ禍が収束したポストコロナ時代でも、一定程度のテレワークは継続すると見込まれています。

ただ、テレワークについては、ポジティブな面だけではなくネガティブな面も指摘されていて、メンタルヘルス対策には以下のような課題が指摘されています。

①本人の志向に応じたテレワークの機会の提供
②均一な職場環境下でのテレワークのメンタルヘルスへの影響
③孤立・孤独への対応
④ワーク・ライフ・バランスとその境界線への影響
⑤業績評価に対する心配、不安、プレッシャー

（1）本人の志向に応じたテレワーク機会の提供

テレワークのメンタルヘルスへの影響については、テレワークへの志向性が影響していると言われていま

す。また、出社を希望する労働者がテレワークをしている場合、好んでテレワークをしている労働者よりも、二倍以上、労働生産性低下リスクがあることが分かっています（Otsuka et al., 2021; Yamashita et al., 2022）。各職場においてテレワークは、このような働き方の柔軟性の向上や通勤ストレスの軽減といったプラス面がありますが、孤立感、仕事と生活の区別が曖昧になる、同僚との関係性が希薄に感じられる、といった潜在的なマイナス面についても考慮する必要があります。

（2）均一な職場環境下でのテレワークのメンタルヘルスへの影響

出勤をベースにした日本の職場環境の集団主義的な特徴が、テレワーク者のコミュニケーションや職場の一体感に影響する可能性があります。仕事の役割が不明確で、インフォーマルなコミュニケーションやすり合わせといった対面でのコミュニケーションが重視される日本の職場においては、仕事の役割が職務記述書によって明確化されている海外の労働者と比較して、テレワーク者にコミュニケーション不全が生じやすい可能性があります。そのために、テレワーク労働者がいる場合には、職場内でのコミュニケーション不全が生じないような、コミュニケーションを活性化するようなさまざまな取り組みが行われています（厚生労働省，2022）。

（3）孤立・孤独への対応

テレワーク者の孤独や孤立についてどのような対策を取りうるか、検討する必要があります。特に、対面でのコミュニケーションの機会が少ない新入社員や中途入社は、孤立・孤独に陥りやすいと言われています。そのための対策としては、帰属意識やコミュニティを育むために、対象を絞ったかたちで対面とオンラインを組み合わせたバーチャルなチームビルディング活動、ソーシャルイベント、メンタルヘルスサポートプログラムなどが行われています。

（4）ワーク・ライフ・バランスとその境界線への影響

テレワークは自宅で仕事をすることが多いため、仕事とプライベートの境界が曖昧になり、長時間労働になりがちで、気分転換もしづらくなると言われています。意識して仕事とプライベートの境界を設ける、たとえば、定時後、仕事が終わっていればＰＣをシャットダウンする、可能であれば仕事をする部屋を決める、などの取り組みが行われています。

（5）業績評価に対する心配、不安、プレッシャー

テレワークの労働者に対して、評価について戸惑う管理職は少なくありません。前述のように日本の企業では、アウトプット重視の職務記述書をベースにしたジョブ型雇用ではなく、職務を限定しないメンバーシップ型雇用が一般的です。これまでは仕事の成果だけでなく、職場内での振る舞いなども、業績評価として考慮していた管理職が多かったのではないでしょうか。そういった管理職にとって、対面の機会とトレードオフの関係にあるテレワークの導入は、業績評価にも影響を与えると考えられます。一方で、評価を受ける部下のほうも、自分の働きぶりが適切に評価されているのか心配、不安になり、場合によってはプレッシャーに感じます。

このような管理職，部下双方に生じる心配，不安は，管理職側からはマイクロマネジメント（上司やリーダーが部下の仕事を細かくチェック・管理するなど，過度に干渉してしまうマネジメント）として現れ，部下側からは過剰なオンラインでの面談の要求となって現れます。このような状況となることを予防するためにも，管理職側，部下側双方が感じている不安，心配，プレッシャーを，適切なかたちで開示できるような関係性の構築が必要です。

3　ポストコロナ時代に役立つ研究の紹介

テレワークについては，コロナ禍が始まってからストレスに関連するテーマについて，さまざまな側面から研究が行われてきました。前述のように，テレワークは一過性のことではなく，今後のポストコロナ時代にもある程度の割合で継続すると考えられます。そのため，職場のメンタルヘルスに関わる方々は，テレワークが労働者のメンタルヘルス対策にどのような影響を及ぼすか，関心を持つ必要があると思います。ここでは，ポストコロナ時代において，テレワークが職場のメンタルヘルスにどのような影響を与えるか検討するうえで役立つ研究結果を，三つ紹介します。

（1）テレワークへの嗜好が労働者のメンタルヘルスに与える影響

（Otsuka et al., 2021; Yamashita et al., 2022）

テレワークは労働者のメンタルヘルスを改善するのでしょうか，それとも悪化させるのでしょうか。生産性についてはどうでしょうか。現在のところ、それはテレワークに対する労働者の志向が、大きく影響することが分かっています。テレワークを志向する労働者にとっては、テレワークの機会があるほどメンタルヘルスの状況は良くなりますが、テレワークを志向しない労働者、出勤を好む労働者にとっては、メンタルヘルスの状況はむしろ悪化します。この結果は生産性についても同様です。この結果は、労働者に働き方の選択肢を与えることが重要であることを示唆しています。

前述のように、労働に対する労働者の考え方は多様になっており、画一的な人事施策では対応ができなくなりつつあります。テレワークを社内でどのように位置づけるかについても同様です。一方で、出勤を義務づける経営者や会社も出てきます。おそらく、労働者にテレワークについて選択肢を与えましょうという問題提起をしたとき、それを否定する人はいないでしょう。しかし、そういった現状がありながら出勤を義務づける経営者や会社が出てくるということは、そのような事実を考慮したうえでも、労働者にテレワークについて選択権を与えるよりも出勤を義務づけるほうが経営上は良い、と考えていることになります。そのため、一概に、頭ごなしにそのような考え方を否定するのではなく、話し合いを通じて、労働者側も経営者・会社側も理解し合うこと、つまり対話が重要になると思います。

（2）テレワークが仕事の量と労働者のメンタルヘルスの関係に及ぼす影響（Eguchi et al., 2022）

皆さんが毎年受検するストレスチェックは、仕事の量と裁量度、上司や同僚の支援と心理的ストレス反応との関係を評価しています。このストレスチェックで評価する仕事の量と心理的ストレス反応との関係に、テレワークはどのように影響するのでしょうか。一般的には、仕事の量が増えると、心理的ストレス反応は

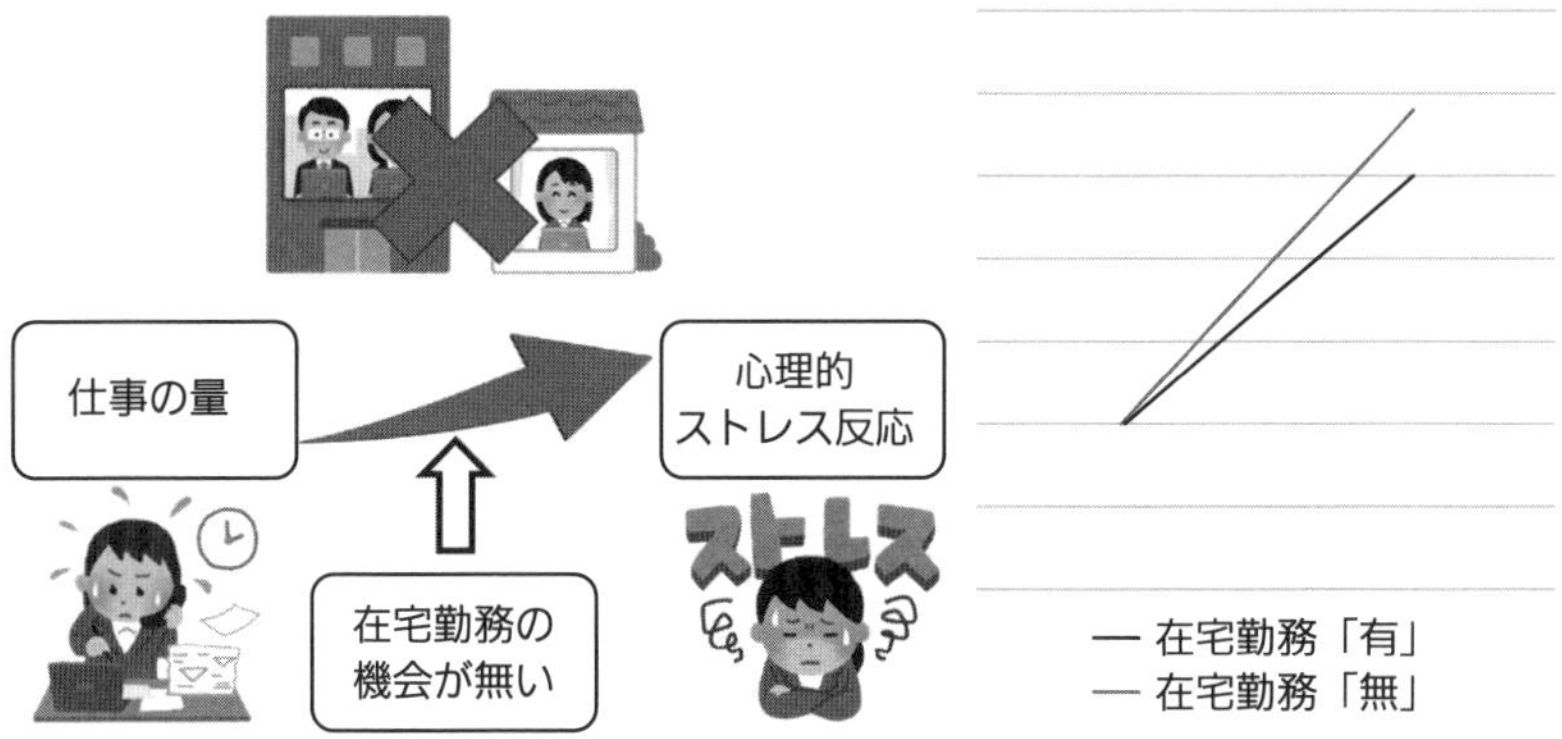

図3－1　在宅勤務の有無が仕事量と心理的ストレス反応に及ぼす影響

悪化します。結果は図3-1のとおりで、テレワークをしていない人はしている人と比べて、仕事の量と心理的ストレス反応の関係がより強くなる（傾きが大きくなる）、つまり、同じ仕事の量であっても、テレワークをしていない人のほうが、より多くの心理的ストレス反応を経験するという結果でした。ここでのテレワークをしている人とは、テレワークを月に一回でも実施している人が対象となります。このことは、テレワークという選択肢があることにより、労働者が働き方を調整でき、仕事の量が増えても、心理的ストレス反応の悪化を緩和することを示唆しています。

テレワークによる組織の業績への影響については、引き続き議論があり、テレワークについての会社や経営者の姿勢を論評するニュースを多く目にします。テレワークの選択肢があることと、テレワークの効果とは分けて議論すべきです。テレワークの効果やメンタルヘルスへの影響には、リアルなコミュニケーションに重点を置いた仕事の進め方をしていた人とそうでない人など、一人ひとりの労働者のそれまでの働き方が影響すると考えられます。テレワークが一般化するポストコロナ時代においては、上司や人事担当者は、一人ひとりの労働者が本人の働き方のなかでテレワークをどのように位置づけるのか相談に乗り、適切なフィードバックを与え、本人なりの働き方を見つけることをサポートするスキルも、求められるようになるかもしれません。

（3）テレワーク環境がメンタルヘルスに及ぼす影響（Okawara et al., 2021）

テレワークをするうえで、自宅の作業環境も重要です。第一回目の緊急事態宣言が出された時期では、急にテレワークを求められ自宅に机や椅子がない状況で、和室の座卓で仕事をする、キッチンテーブルで仕事をする、といった話をよく耳にしました。不適切な作業環境下でのデスクワークは、腰痛などの筋骨格系の症状を生じるだけでなく、生産性の低下ももたらします。この研究では、自宅での作業環境として、「集中してできる場所・部屋がない」「十分な明るさがない」「机上に十分な広さがない」「足元に十分なスペースがない」「温湿度が快適でない」「静かな環境でない」「事務用以外の机、座卓などを利用している」の七項目を取り上げたところ、それぞれの項目一つずつが生産性を低下させていました。さらに、該当する項目数が多くなるほど生産性が低くなる、「量 - 反応関係」も認めました。

このような状況を踏まえて、厚生労働省は、事務所衛生基準則や既存の「情報機器作業における労働衛生管理のためのガイドライン」をもとに、「テレワークの適切な導入及び実施の推進のためのガイドライン」（厚生労働省、2021）を公表し、ＶＤＴ症候群等の予防のため、作業時の明るさ、机・椅子の整備、空調の管理などを啓発しています。

4　おわりに

職場においてコロナ禍で生じた働き方の変化は完全に戻ることはなく，一人ひとりの労働者の働き方，仕事に対する姿勢等は，ますます多様化していくことでしょう。

多様化が一段と進むポストコロナ時代の職場で必要とされるのは，「対話」だと思います。本コラムで取り上げたテレワークにしてもメンタルヘルスにしても，労働者間，労働者と経営者間など，さまざまな組み合わせでの対話が重要になってきます。対話をするには時間がかかります。それをコミュニケーションコストと称する人もいます（森川，2018）。ただ，その対話をコストとするのか，十分なリターンが見込める投資とするのかは，一人ひとりの労働者や経営者の姿勢に影響しています。今後，ますます大きな変化に職場がさらされるなかで，職場内の対話力を磨くことが職場の持続可能性，生産性を高めることにつながると思っています。本コラムが，テレワークの効果をより活かすために，そういった職場の対話について考えるきっかけになることを願っています。

実践にあたってのポイントをまとめると，以下のようになります。

❶ テレワークの職場への導入は，職場のメンタルヘルス上，大きな影響を及ぼします。産業保健職にはその影響を多面的に評価することが求められます。

❷ 労働者一人ひとりの価値観が多様化する職場においては、テレワークを導入することで、「対話」（意識的なコミュニケーション）の必要性、重要性が増します。産業保健職にはそのことをファシリテートする能力が求められます。

❸ テレワーク環境の状況にも関心を持ちましょう。

【文献】

Eguchi, H., Inoue, A., Hino, A., Tsuji, M., Tateishi, S., Ikegami, K., Nagata, T., Matsugaki, R., & Fujino, Y.（2022）On behalf of the CORoNaWork project: Effect of working from home on the association between job demands and psychological distress. *International Journal of Environmental Research and Public Health*, **19**（10）, 6287.

厚生労働省（2021）「テレワークの適切な導入及び実施の推進のためのガイドライン」［https://www.mhlw.go.jp/content/000759469.pdf］

厚生労働省（2022）「テレワークにおけるメンタルヘルス対策のための手引き」［https://www.mhlw.go.jp/content/000917259.pdf］

みずほ総合研究所（2018）「テレワークの経済効果」［https://www.mizuho-rt.co.jp/publication/mhri/research/pdf/insight/jp180717.pdf］

森川正之（2018）『生産性——誤解と真実』日本経済新聞出版社

Morikawa, M.（2018）Long Commuting time and the benefits of telecommuting. *RIETI Discussion Paper Series*, 18-E-025.［https://www.rieti.go.jp/jp/publications/dp/18e025.pdf］

Okawara, M., Ishimaru, T., Tateishi, S., Hino, A., Tsuji, M., Ikegami, K., Nagata, M., Matsuda, S., Fujino, Y., & CORoNaWork project.（2021）Association between the physical work environment and work functioning impairment while working from home under the COVID-19 Pandemic in Japanese workers. *Journal of Occupational and Environmental Medicine*, **63**（9）, e565-e570.

Otsuka, S., Ishimaru, T., Nagata, M., Tateishi, S., Eguchi, H., Tsuji, M., Ogami, A., Matsuda, S., Fujino, Y., & CORoNaWork Project. (2021) A cross-sectional study of the mismatch between telecommuting preference and frequency associated with psychological distress among Japanese workers in the COVID-19 pandemic. *Journal of Occupational and Environmental Medicine*, **63**(9), e636-e640.

渡辺努（2022）『物価とは何か』講談社

Yamashita, S., Ishimaru, T., Nagata, T., Tateishi, S., Hino, A., Tsuji, M., Ikegami, K., Muramatsu, K., & Fujino, Y. (2022) Association of preference and frequency of teleworking with work functioning impairment: a nationwide cross-sectional study of Japanese full-time employees. *Journal of Occupational and Environmental Medicine*, **64**(6), e363-e368.

column 4

リモート会議
――カメラオンとオフの是非

【櫻井 研司】

introduction

本章では、リモート会議のカメラオン・オフという側面に焦点をしぼって、利用者の疲労、ワーク・エンゲイジメント、および発言頻度との関わりについて考察します。

1 新型コロナの流行とリモートワークの普及

二〇一九年十二月に、中国武漢省で初めて集団感染が確認された新型コロナウイルスは、またたく間に世界中に広がり、翌年三月には世界保健機関が感染症パンデミックを宣言するに至りました。本コラムを執筆している二〇二三年七月の時点では、世界中で七億六七〇〇万人以上が感染し、死者数は累計六九四万人を超えています（WHO, 2023）。

国内では政府が二〇二〇年四月に第一回緊急事態宣言を発令し、企業には感染症対策の一環として、リモートワークの推進を要請しました。この結果、緊急事態宣言の一カ月前には一七％ほどであった企業のリモートワーク実施率は、緊急事態宣言の期間には五〇％を超えたことが報告されています（東京商工リサーチ、2020a, 2020b）。

2　リモート会議疲れ

リモートワークが増えたコロナ禍の期間、「リモート会議疲れ」とか「Ｚｏｏｍ疲れ」という言葉が、ＳＮＳやネットで多くつぶやかれました。リモート会議は疲れやすく感じるそうですが、実はこの傾向、複数の研究で確認されています（たとえばWiederhold, 2020; Bennett et al., 2021）。

しかし、考えてみると不思議な現象です。なぜなら、リモート会議はコロナ禍前に多かった対面会議と比べると、典型的に時間が短いからです（DeFilippis et al., 2020）。なぜ、時間的に短いリモート会議で疲れると感じる人が多いのでしょうか。

3　リモート会議の実証研究

ジョージア大学の研究では、リモート会議のカメラオンとオフに着目し、フィールド実験を行っています（Shockley et al., 2021）。同実験では、日常的にリモート会議を利用する企業の社員一〇三名を二手に分け、表4-1のようにカメラのオンとオフの指示を出しました。[*1] たとえば、グループ1の社員の場合、最初の二週

表4-1　ショックリーらの実験デザイン

	1～2週目	3～4週目
グループ1	カメラOn	カメラOff
グループ2	カメラOff	カメラOn

（Shockley et al., 2021）

間はカメラオン、そして次の二週間はカメラオフでリモート会議を行ってもらいます。四週間の調査期間、社員は午後六時三十分にその日の疲労感、リモート会議中の発言回数、およびワーク・エンゲイジメントを報告してもらいました。

結果からいうと、どちらのグループも、①カメラオフの二週間と比べ、カメラオンの二週間に疲労を感じる日がより多く、②特に2タイプの人々は重度の疲れを報告していました。2タイプの人々とは、女性と新入社員でした。より重要な結果は、③カメラオン会議の疲労は蓄積し、ワーク・エンゲイジメントと会議中の発言を、二週間にわたり継続的に低下させていたことです。②の結果を交えて言い換えると、女性と新入社員はカメラオン会議の疲労が蓄積し、ワーク・エンゲイジメントと発言回数が二週間にわたり右肩下がりに減少する傾向が強かったわけです。

しかし、なぜカメラオンの会議は疲れやすいのでしょうか。心理学の考え方によると、人間は自尊心を保つためさまざまな自己調整を行います（たとえばBaumeister & Vohs, 2007）。自己調整とは、自身の目標、たとえば肯定的な評価、社会的地位、あるいは経済的利益を獲得するために、立ち振る舞い、発言、服装などに注意を払い自己コントロールすることです。自然体ではなく注意力をもって自分を律するわけですから、疲れます（Kaplan & Kaplan, 1989）。そしてこの自己調整とは、自我に意識が向けられた場面でより顕著になることが知られていて、リモート会議のように鏡のごとく自分が映し出され、人々の視線が自分に向いている状況は、自己調整を高めやすい典型的な環境となるわけです。なお、コロナ禍をきっかけにSNS等でリモート会議疲れ、Ｚｏｏｍ疲れといった言葉が多くつぶやかれたと冒頭で述べましたが、これらはカメラオン、マイクオン、録音、録画といった自己調整に働きかける環境への人間としての自然な反応だと理解できるでしょう。

しかし、なぜ女性はカメラオン会議で疲れやすいのでしょうか。女性の場合、本人の容姿認識が自尊心とより深く関わる傾向があるため（Crocker et al., 2003）、自己調整の必要性を男性より強く感じ、結果的には疲れやすかったと研究者らは解釈しています。たとえば、リモート会議のある日は普段より身だしなみに気を遣ったり、モニターに映る自分の見栄えを気にするなど、エネルギーを消耗する理由が多かったと考えられます。

別の実証研究でも（Ratan et al., 2022）、女性は男性よりもリモート会議後に強い疲労を訴える傾向が確認されていますが、興味深いのはリモート会議の時間と疲労の関係は、容姿の自己評価による媒介効果が確認されたことです。つまり、女性は男性と比べて、容姿に不満を抱えているほど、リモート会議後の疲労が強いということです。もちろん、リモート会議のツールを使うようになったことがきっかけで、今まで気づかなかった容姿の欠点を自覚するようになった人は男女ともに多いようですが（たとえば、老け顔、肥満顔、肌質、疲れ顔〈Pikoos et al., 2021〉）、そういった容姿認識のせいで、カメラオン・リモート会議の負担が、女性にとってはより大きかったのだろうという話です。

新入社員については、メンバーとの関係性（または組織的な立ち位置）という側面においては、中堅・ベテラン社員よりも自尊心が低く、自己調整の必要性をより強く感じる傾向にあります。たとえば、「変なこ

＊1　グループ1にはカメラオン→オフ、グループ2にはカメラオフ→オンの順序になるよう指示を出したのは、順序効果の影響を排除するため。順序効果とは、調査対象者を操作する順番の相違が結果に影響を及ぼす効果のこと。

とを言って笑われたくない」とか、「先輩たちに認めてもらいたい」といった自尊心に依拠した動機から、自己調整の必要性を感じたのでしょうか。カメラオンのリモート会議というのは、先輩社員たちの視線を感じるだけでなく、質の高い発言が求められがちという特徴も相まって（たとえば、混声するため同時発言ができないから、など）、若手社員は緊張して疲れやすかったのかもしれません。

4　まとめ――実践へのポイント

アンチテーゼ的ではありますが、リモート会議のカメラは原則オンを勧めます。リモート会議は便利ですが、運用がそもそも大変なのです。事実、バーチャルチーム研究の分野では、仕事のアウトプット面ではバーチャルチームと対面チームに優劣がつかないものの、メンバーの満足度やチーム形成の面では前者が著しく劣ることが広く知られています（たとえば Cicei, 2012）。

その背景には、カメラを向けられると人は緊張して気楽な交流ができなくなったり（たとえば、ビジネスライクで冗談も言わなくなる）、話し相手の表情など意思疎通の重要な情報が制限されるといった利便性の代償が諸々とあるのです。リモート会議のカメラオフを勧めるのは、それらの問題をさらに拡大してもかまわないということと同じです。仮に会議の進行役以外が常にカメラオフにすれば、メンバーにとって気楽という側面もあるでしょうが、関係性の構築・維持やそれに基づく率直な意見交換や集団学習といったチームワークの本質が劣化し、さらには自己調整が効かず怠ける人が出てくるでしょう。また、リモート会議の進行役を務める従業員の負担も無視できません。話し相手の見えないなか進行役を務めるのは、一人芝居を演じるようで辛いものです。

しかし、それでもショックリーら（Shockley et al., 2021）の研究は、カメラオン・リモート会議の負担に個人差が大きいことを気づかせてくれました。筆者自身も男性で、日頃から司会者の立場でリモート会議を行うことが多いのですが、こういったことは盲点でした。一つの教訓として、リモート会議の運用面については、カメラオンを基本としつつも、自己調整と疲労緩和のバランスに配慮することが肝と言えるでしょう。たとえば、カメラオフ会議回を定期的に設けたり、メンバーの在宅勤務日に限ってはカメラオフを認めるなどの方法もあります。あるいは、発言するたびに自身の顔が大きく映し出されるアクティブ・スピーカービュー（典型的なデフォルト設定）から、個々人の顔が小さく映るギャラリービューやイマーシブビューに切り替える方法もあります。さらには、セルフビュー機能をオフにするという手段もあります。これらは自分に意識が向くことで自己調整の必要性を感じて疲労しやいのであれば、自分自身を見ない、あるいは映り栄えがあまり気にならないよう工夫すればよい、という考え方です。

また、リモートワークのチームでは、とりわけメンバー同士の関係性に注意を払う必要があるようです。それというのも、メンバー同士の信頼関係が乏しいチームほど、会議中のカメラオン、録画、録音といった手段で管理しないと生産性が低下する傾向があり、さらには、会議中および会議後の疲労も大きくなる傾向が報告されているからです（Bennett, 2021; Breuer et al., 2016）。またリモートチームは、対面チームと比べてメンバー同士の信頼関係が、チームの生産性、満足感、情報交換といった結果指標に与える影響が大きいことも、複数の研究が示しています（Breuer et al., 2016）。したがって、チームの管理者は面倒であっても、会議の開始時にはメンバー一人ひとりに挨拶をしてみるなど、メンバーの帰属意識を高める工夫があっても良いと考えます（会議時間をあまり延長しない程度に）。

留意点としては、リモートチームのメンバーが対面で交流する機会が限られている場合、信頼関係の構築が難しい傾向があることです（Dinh et al., 2021）。そういった状況にならないよう、リモートチームでも最初の数回は対面で会う機会を設けるか、どうしても対面で会えないなら、オンラインでも可能なチームビルディングの取り組み、たとえば任意参加型のバーチャルハッピーアワーやコーヒーブレイクをお勧めします（Wiederhold, 2020; Lechner & Tobias Mortlock, 2021）。

実践のポイントをまとめると、以下のようになります。

❶ リモート会議はカメラオンを基本としつつ、メンバーの自己調整と疲労緩和のバランスに配慮しましょう。できるところから、できる範囲で、疲労緩和のための工夫をしてみましょう。たとえば、リモート会議の頻度が多い職場においては、休日前の金曜日は毎週カメラオフとあらかじめ伝え、安心感を与えます。リモート会議時間が長いことが多いなら、会議時間のリミットおよび会議終了時までの達成目標を会議の冒頭で明確に伝えるなど、早く終わらせるための準備をしましょう。六〇分間のリモート会議を五五分で終わらせたなら、五分間休ませることができます。

❷ 対面交流がある伝統的なチームと比べて、リモートチームの信頼関係を維持・向上させることは難しいです。しかし、リモートチームこそメンバー同士の関係性が重要なので、司会進行役は、共感、承認、傾聴といった帰属意識を高めるための原則を応用しましょう。

【文献】

Baumeister, R. F. & Vohs, K. D. (2007) Self-regulation, ego depletion, and motivation. *Social and Personality Psychology Compass*, **1**, 115–128.

Bennett, A. A., Campion, E. D., Keeler, K. R., & Keener, S. K. (2021) Videoconference fatigue?: Exploring changes in fatigue after videoconference meetings during COVID-19. *Journal of Applied Psychology*, **106**(3), 330-344. [https://doi.org/10.1037/apl0000906]

Breuer, C., Hüffmeier, J., & Hertel, G. (2016) Does trust matter more in virtual teams?: A meta-analysis of trust and team effectiveness considering virtuality and documentation as moderators. *Journal of Applied Psychology*, **101**(8), 1151–1177.

Cicei, C. C. (2012) Assessing member's satisfaction in virtual and face-to-face learning teams. *Procedia-Social and Behavioral Sciences*, **46**, 4466-4470.

Crocker, J., Luhtanen, R. K., Cooper, M. L., & Bouvrette, A. (2003) Contingencies of self-worth in college students: Theory and measurement. *Journal of Personality and Social Psychology*, **85**, 894-908.

DeFilippis, E., Impink, S. M., Singell, M., Polzer, J. T., & Sadun, R. (2020) Collaborating during coronavirus: The impact of COVID-19 on the nature of work (Working Paper Series, 27612). National Bureau of Economic.

Dinh, J. V., Reyes, D. L., Kayga, L., Lindgren, C., Feitosa, J., & Salas, E. (2021) Developing team trust: Leader insights for virtual settings. *Organizational Dynamics*, **50**(1), Article 100846. [https://doi.org/10.1016/j.orgdyn.2021.100846]

Kaplan, R. & Kaplan, S. (1989) *The experience of nature: A psychological perspective*. Cambridge University Press.

Lechner, A. & Tobias Mortlock, J. (2021) How to create psychological safety in virtual teams. *Organizational Dynamics*, **51**(2), Article 100849. [https://doi.org/10.1016/j.orgdyn.2021.100849]

Pikoos, T. D., Buzwell, S., Sharp, G., & Rossell, S. L. (2021) The zoom effect: Exploring impact of video calling on appearance dissatisfaction and interest in aesthetic treatment during the COVID-19 pandemic. *Aesthetic Surgery Journal*, **41**, 2066-2075.

Ratan, R., Miller, D. B., & Bailenson, J. N. (2022). Facial appearance dissatisfaction explains differences in zoom fatigue.

Cyberpsychology, Behavior, and Social Networking. Advance online publication. ［https://doi.org/10.1089/cyber.2021.0112］
Shockley, K. M., Gabriel, A. S., Robertson, D., Rosen, C. C., Chawla, N., Ganster, M. L., & Ezerins, M. E.（2021）The fatiguing effects of camera use in virtual meetings: A within-person field experiment. *Journal of Applied Psychology,* **106**, 1137-1155.
東京商工リサーチ（2020a）第2回「新型コロナウイルスに関するアンケート」調査 ［https://www.tsr-net.co.jp/data/detail/1189754_1527.html］
東京商工リサーチ（2020b）第4回「新型コロナウイルスに関するアンケート」調査 ［https://lp.tsr-net.co.jp/rs/483-BVX-552/images/20200515_TSRsurvey_CoronaVirus.pdf］
Wiederhold, B. K.（2020）Connecting through technology during the coronavirus disease 2019 pandemic: Avoiding "Zoom fatigue". *Cyberpsychology, Behavior, and Social Networking*, **23**, 437-438.
World Health Organization（2023/2/13）. WHO coronavirus（COVID-19）dashboard. ［https://covid19.who.int］

column 5 オンライン職場空間の状況把握と活性化

【荒川　豊】

introduction

コロナ禍を契機に、ＴｅａｍｓやＳｌａｃｋなどのコミュニケーションツールを導入された会社も多いかと思います。こうしたツールをオンライン職場環境と見立てると、実世界と同様に孤立・孤独の問題や心理的安全性の問題を抱えています。そこで、本コラムでは、オンライン職場環境の状況把握や改善を行う取り組みについて紹介します。

1　はじめに

皆様の組織では、Ｔｅａｍｓ（チームス）やＳｌａｃｋ（スラック）は利用されていますでしょうか。コロナ禍を契機に利用を開始された組織も多いかと思いますが、メールを遡ってみると、私は二〇一五年からＳｌａｃｋを利用していました。

こうしたサービスは、オンラインコミュニケーションツール、あるいはオンラインコラボレーションツールと呼ばれており、長年利用されているメールにはない種々のメリットがあります。まず、組織単位やプロジェクト単位で立ち上げることができるため、さまざまな情報が混じってしまうメールと異なり、情報を切り分けることが可能となります。そのため、私は研究室はもちろん、学会、研究プロジェクト、共同研究ごとに、Ｓｌａｃｋを用意しています。次に、チャット形式のコミュニケーションとなるため、メールに比べ手軽に連絡が取り合えるという利点があります。加えて、テキストだけではなく、スタンプなどが利用できることから、特にカジュアルな連絡、情報共有手段として活用されています。

しかしがなら、こうしたツールおよびツール活用を前提とした組織運営には、いくつかの欠点があります。一つは「慣れ」です。ツールに慣れるという意味ではなく、テキストやスタンプを使ったコミュニケーション手法に馴染めないというものです。たとえば、誰かの投稿に対して「いいね」を押す行為があります。普段からＳＮＳを使っている人にとってはまったく抵抗はないと思われますが、そうではない人にとっては、上司に対して「いいね」なんて言えない、という人もいると思います。

また、「いいね」というのは、「投稿された内容が良い」と思って押すだけではなく、チャット空間でのコミュニケーション手段として、「読んでいます」というリアクションを返す意味や、積極的に投稿するというアクティビティに対して「いいね」と思っている場合もあり、対面における相槌やうなずきを代替する使い方もあります。投稿する側に立つと、投稿したのに誰からもリアクションがないと、無視されているのではないか、自分の投稿は無用だったのではないか、などと感じて、その後、投稿を控えるようになるといった行動が見られます。

こうした投稿者への思いやりは、慣れている人にとっては自然な行為ですが、慣れていない人、読むばかりで投稿しない人には分からない気持ちであり、こうしたチャット空間において気遣いができる人は、まだ少数です。組織風土の改革などは、各企業で進められていると思いますが、その担当者はオンラインの風土にも気配りできていますでしょうか。

二つ目の欠点は、「気づき」「雑談」「交流」の欠如です。物理的に同じ部屋にいれば、たわいもない会話が生まれ、それがきっかけで連帯感が強まるといったことがありえます。普段あまり話さない人にも、ふと声をかけたりすることもできます。調子が悪そうな人に気づき、声をかけることもできます。

しかし、オンラインチャットの場合、仕事の用件だけがやりとりされ、雑談や交流といった余白がなくなります。今や事前にスケジュールされたオンライン会議において、会議参加者とだけ話すということが当たり前になってしまいましたが、過去を振り返れば、会議室に行く途中に思いがけない人に会って、そこで立ち話したことが意外と重要だったりはしないでしょうか。我々も、オンラインで学会に参加するとまさに同じような感じで、発表と質疑以外の会話がありません。そして、久しぶりに対面の学会に参加すると、休憩時間に話すたわいもない会話の重要性を、痛感させられています。

本節では、このようなオンラインコミュニケーションツールを「オンライン職場空間」ととらえ、職場の状況把握と活性化、という二つの問題を解決する手法について紹介します。

まず、前提について説明します。オンラインコミュニケーションツールには、最初からツール内の統計データを表示するダッシュボードが用意されているものもあります。たとえばＳｌａｃｋの場合は、有料契約者限定ですが、アナリティクスダッシュボードという機能があり、アクティブユーザ数（週一回以上ログインしているユーザの数）や、投稿メッセージ数、アップロードファイル数、ユーザごとの投稿数やチャネルごとの投稿数などを俯瞰することが可能となっています。加えて、ＡＰＩ（Application Programming Interface）と呼ばれる、他のシステムとの連携を行うための機能が用意されており、このＡＰＩを経由することで、より詳細なデータを取得したり、ボット（人間の代わりに返信をしたり投稿したりするプログラム）を導入したりすることが可能になっています。なお、本節では、こうしたＡＰＩが用意されているオンラインコミュニケーションツールを対象とします。

2　基本となるＳｌａｃｋアナリティクスダッシュボードについて

Ｓｌａｃｋで提供されているアナリティクスダッシュボードでは、組織全体の状況として、週間アクティブメンバー数や投稿メンバー数といった概要を表示することができます（図5-1）。さらにメッセージの総数、その内訳（パブリック：誰もが見える、プライベートとダイレクトメッセージ：含まれる人だけが見える）なども見ることが可能です（図5-2）。パブリックチャンネルについては、チャンネルごとのメッセージ数やメンバー数を見ることができ、活発に議論されているチャンネルと、そうではないチャンネルを把握することが可能です。メンバーごとの情報としては、総メッセージ数だけを見ることが可能となっています（図5-3）。

組織内の誰でも閲覧することができるパブリックチャンネルに比べ、当事者しか閲覧できないダイレクトメッセージやプライベートチャンネルの会話が組織内で増えている場合、何らかの心理的安全性の問題があ

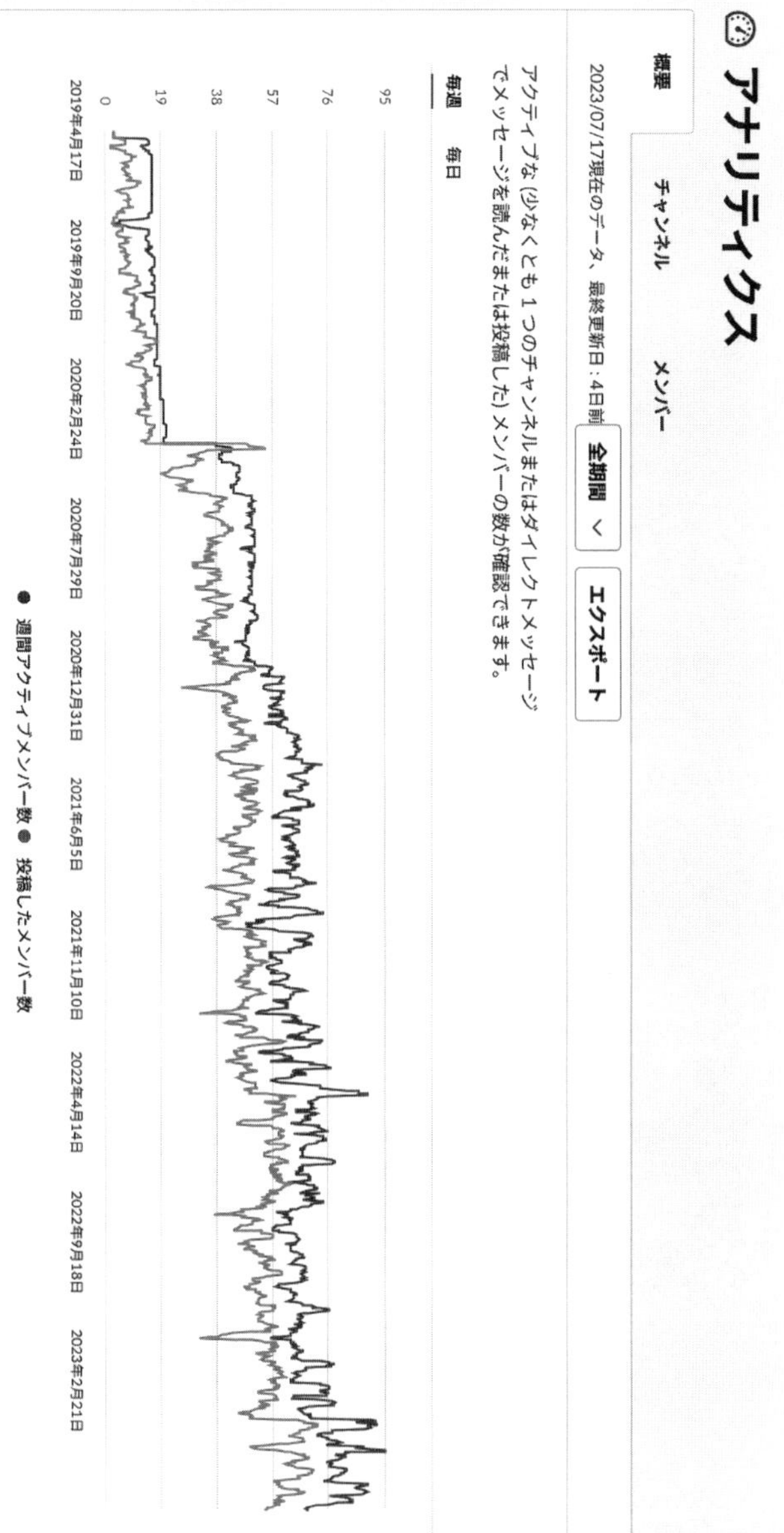

図５－１　アナリティクスダッシュボードの例１

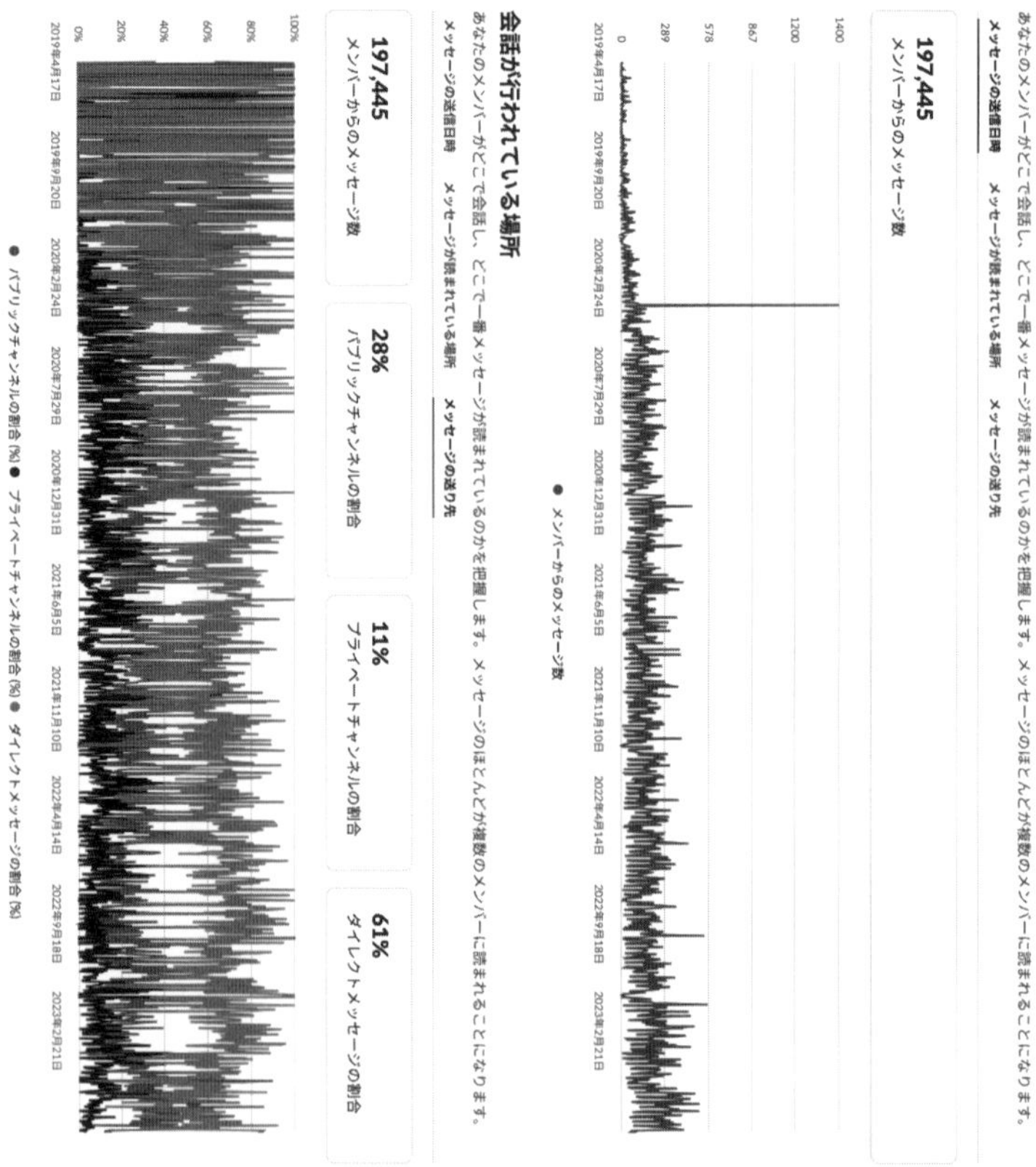

図5-2　アナリティクスダッシュボードの例2

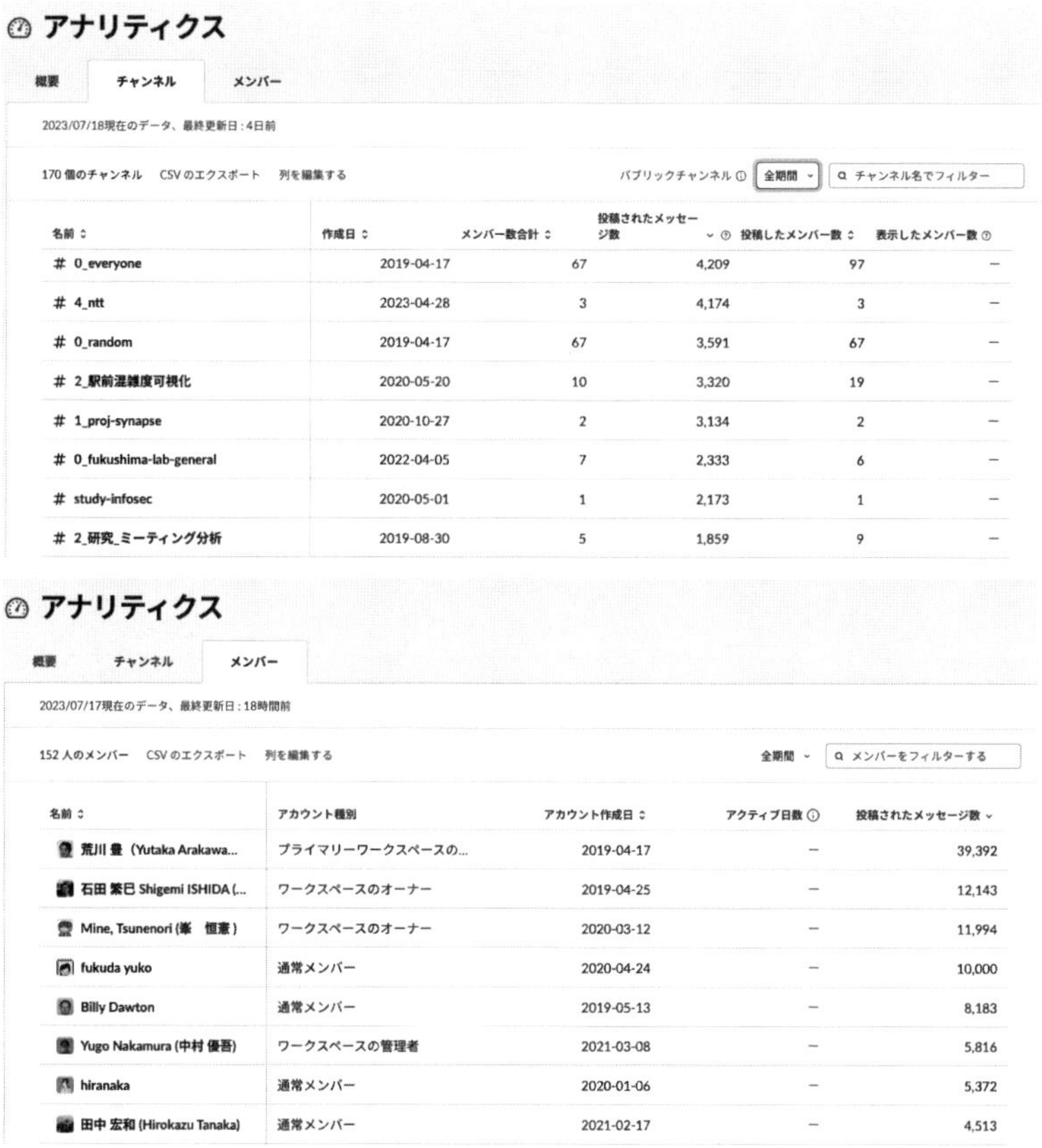

アナリティクス

概要　チャンネル　メンバー

2023/07/18現在のデータ、最終更新日：4日前

170 個のチャンネル　CSV のエクスポート　列を編集する　パブリックチャンネル　全期間　チャンネル名でフィルター

名前	作成日	メンバー数合計	投稿されたメッセージ数	投稿したメンバー数	表示したメンバー数
# 0_everyone	2019-04-17	67	4,209	97	–
# 4_ntt	2023-04-28	3	4,174	3	–
# 0_random	2019-04-17	67	3,591	67	–
# 2_駅前混雑度可視化	2020-05-20	10	3,320	19	–
# 1_proj-synapse	2020-10-27	2	3,134	2	–
# 0_fukushima-lab-general	2022-04-05	7	2,333	6	–
# study-infosec	2020-05-01	1	2,173	1	–
# 2_研究_ミーティング分析	2019-08-30	5	1,859	9	–

アナリティクス

概要　チャンネル　メンバー

2023/07/17現在のデータ、最終更新日：18時間前

152 人のメンバー　CSV のエクスポート　列を編集する　全期間　メンバーをフィルターする

名前	アカウント種別	アカウント作成日	アクティブ日数	投稿されたメッセージ数
荒川 豊（Yutaka Arakawa...	プライマリーワークスペースの...	2019-04-17	–	39,392
石田 繁巳 Shigemi ISHIDA (...	ワークスペースのオーナー	2019-04-25	–	12,143
Mine, Tsunenori (峯　恒憲)	ワークスペースのオーナー	2020-03-12	–	11,994
fukuda yuko	通常メンバー	2020-04-24	–	10,000
Billy Dawton	通常メンバー	2019-05-13	–	8,183
Yugo Nakamura (中村 優吾)	ワークスペースの管理者	2021-03-08	–	5,816
hiranaka	通常メンバー	2020-01-06	–	5,372
田中 宏和 (Hirokazu Tanaka)	通常メンバー	2021-02-17	–	4,513

図 5－3　アナリティクスダッシュボードの例 3

り、表立って話しづらいことが増えている可能性もあります。組織によっては、組織内の透明性を重視し、プライベートチャンネルやダイレクトメッセージを禁止しているところもありますが、それ自体がさらに心理的安全性を阻害し、LINEなど別のところで会話がなされる可能性もあるため、注意が必要です。

3　ＡＰＩを活用したコミュニケーション分析と可視化

ＡＰＩを活用することで、標準のダッシュボードでは提供されていないさまざまな分析が可能になり、その分析を製品として販売する企業も出てきています。たとえば、ラボラティック社のWe. for Remote Work（https://neworg.laboratik.com）や、NEWPEACE社のCOMCOM Analytics（https://analytics.comcom.app/）、wellday社のwellday（https://wellday.jp）が挙げられます。いずれもＳｌａｃｋ分析だけではなく、アンケートも併用し、エンゲイジメントや心理的安全性の計測も行っています。

ＡＰＩの仕様は公開されているため、こうした商用サービスを利用せずとも、プログラミングの知識があれば、社内で分析するスクリプトを組むことも可能です。我々の研究室では、特に孤立したユーザやグループを発見することを目的とした分析システムを開発しています（瀧澤ら、2023）。たとえば、毎週、組織のＳｌａｃｋを分析し、活動状況を管理者に提示するシステムがあります。図5-4に示すように、特に活動がなかったチャンネルやユーザが可視化されることで、管理者は容易に状況を把握することが可能となります。

単に回数だけではなく、誰と誰が会話をしているかを分析し、グラフ化する機能もあります。図5-5において、円の大きなユーザは多くのメッセージを投稿しており、線がその相手となります。円の大きさや線の本数から、多くの人と会話している人、特定の人とよく会話している人などが一見して分かります。同時に、誰とも会話をしていないユーザも明らかになります。

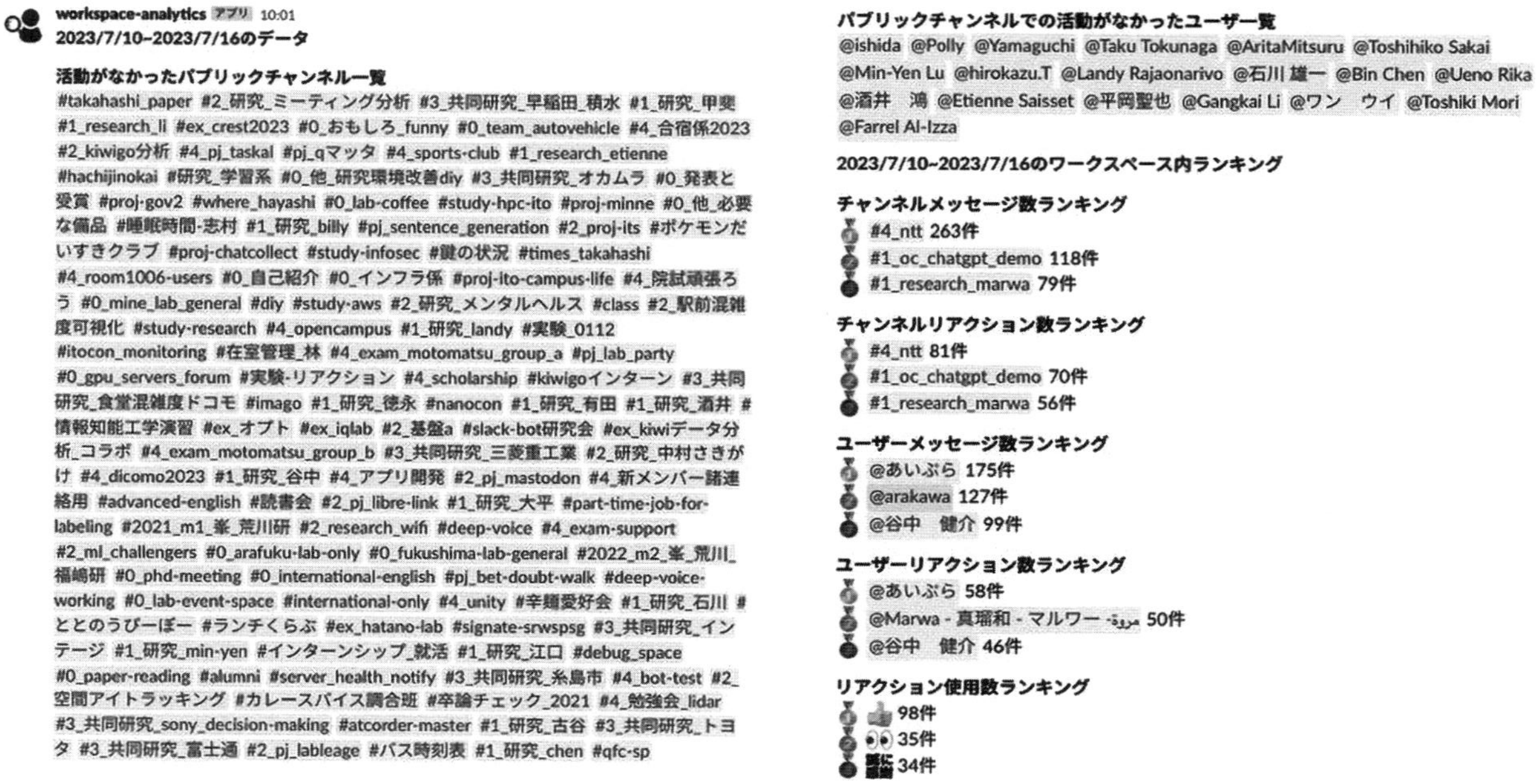
workspace-analytics アプリ 10:01
2023/7/10–2023/7/16のデータ
活動がなかったパブリックチャンネル一覧
#takahashi_paper #2_研究_ミーティング分析 #3_共同研究_早稲田_積水 #1_研究_甲斐 #1_research_li #ex_crest2023 #0_おもしろ_funny #0_team_autovehicle #4_合宿係2023 #2_kiwigo分析 #4_pj_taskal #pj_qマッタ #4_sports-club #1_research_etienne #hachijinokai #研究_学習系 #0_他_研究環境改善diy #3_共同研究_オカムラ #0_発表と受賞 #proj-gov2 #where_hayashi #0_lab-coffee #study-hpc-ito #proj-minne #0_他_必要な備品 #睡眠時間-志村 #1_研究_billy #pj_sentence_generation #2_proj-its #ポケモンだいすきクラブ #proj-chatcollect #study-infosec #鍵の状況 #times_takahashi #4_room1006-users #0_自己紹介 #0_インフラ係 #proj-ito-campus-life #4_院試頑張ろう #0_mine_lab_general #diy #study-aws #2_研究_メンタルヘルス #class #2_駅前混雑度可視化 #study-research #4_opencampus #1_研究_landy #実験_0112 #itocon_monitoring #在室管理_林 #4_exam_motomatsu_group_a #pj_lab_party #0_gpu_servers_forum #実験-リアクション #4_scholarship #kiwigoインターン #3_共同研究_食堂混雑度ドコモ #imago #1_研究_徳永 #nanocon #1_研究_有田 #1_研究_酒井 #情報知能工学演習 #ex_オプト #ex_iqlab #2_基盤a #slack-bot研究会 #ex_kiwiデータ分析_コラボ #4_exam_motomatsu_group_b #3_共同研究_三菱重工業 #2_研究_中村さきがけ #4_dicomo2023 #1_研究_谷中 #4_アプリ開発 #2_pj_mastodon #4_新メンバー諸連絡用 #advanced-english #読書会 #2_pj_libre-link #1_研究_大平 #part-time-job-for-labeling #2021_m1_峯_荒川研 #2_research_wifi #deep-voice #4_exam-support #2_ml_challengers #0_arafuku-lab-only #0_fukushima-lab-general #2022_m2_峯_荒川_福嶋研 #0_phd-meeting #0_international-english #pj_bet-doubt-walk #deep-voice-working #0_lab-event-space #international-only #4_unity #辛麺愛好会 #1_研究_石川 #とゝのうぴーぽー #ランチくらぶ #ex_hatano-lab #signate-srwspsg #3_共同研究_インテージ #1_研究_min-yen #インターンシップ_就活 #1_研究_江口 #debug_space #0_paper-reading #alumni #server_health_notify #3_共同研究_糸島市 #4_bot-test #2_空間アイトラッキング #カレースパイス調合班 #卒論チェック_2021 #4_勉強会_lidar #3_共同研究_sony_decision-making #atcorder-master #1_研究_古谷 #3_共同研究_トヨタ #3_共同研究_富士通 #2_pj_lableage #バス時刻表 #1_研究_chen #qfc-sp
パブリックチャンネルでの活動がなかったユーザー一覧
@ishida @Polly @Yamaguchi @Taku Tokunaga @AritaMitsuru @Toshihiko Sakai @Min-Yen Lu @hirokazu.T @Landy Rajaonarivo @石川 雄一 @Bin Chen @Ueno Rika @酒井 鴻 @Etienne Saisset @平岡聖也 @Gangkai Li @ワン ウイ @Toshiki Mori @Farrel Al-Izza
2023/7/10–2023/7/16のワークスペース内ランキング
チャンネルメッセージ数ランキング
#4_ntt 263件
#1_oc_chatgpt_demo 118件
#1_research_marwa 79件
チャンネルリアクション数ランキング
#4_ntt 81件
#1_oc_chatgpt_demo 70件
#1_research_marwa 56件
ユーザーメッセージ数ランキング
@あいぷら 175件
@arakawa 127件
@谷中 健介 99件
ユーザーリアクション数ランキング
@あいぷら 58件
@Marwa - 真瑠和 - マルワー - مروة 50件
@谷中 健介 46件
リアクション使用数ランキング
98件
35件
34件

図５－４　活動がなかったチャンネルやユーザーの例

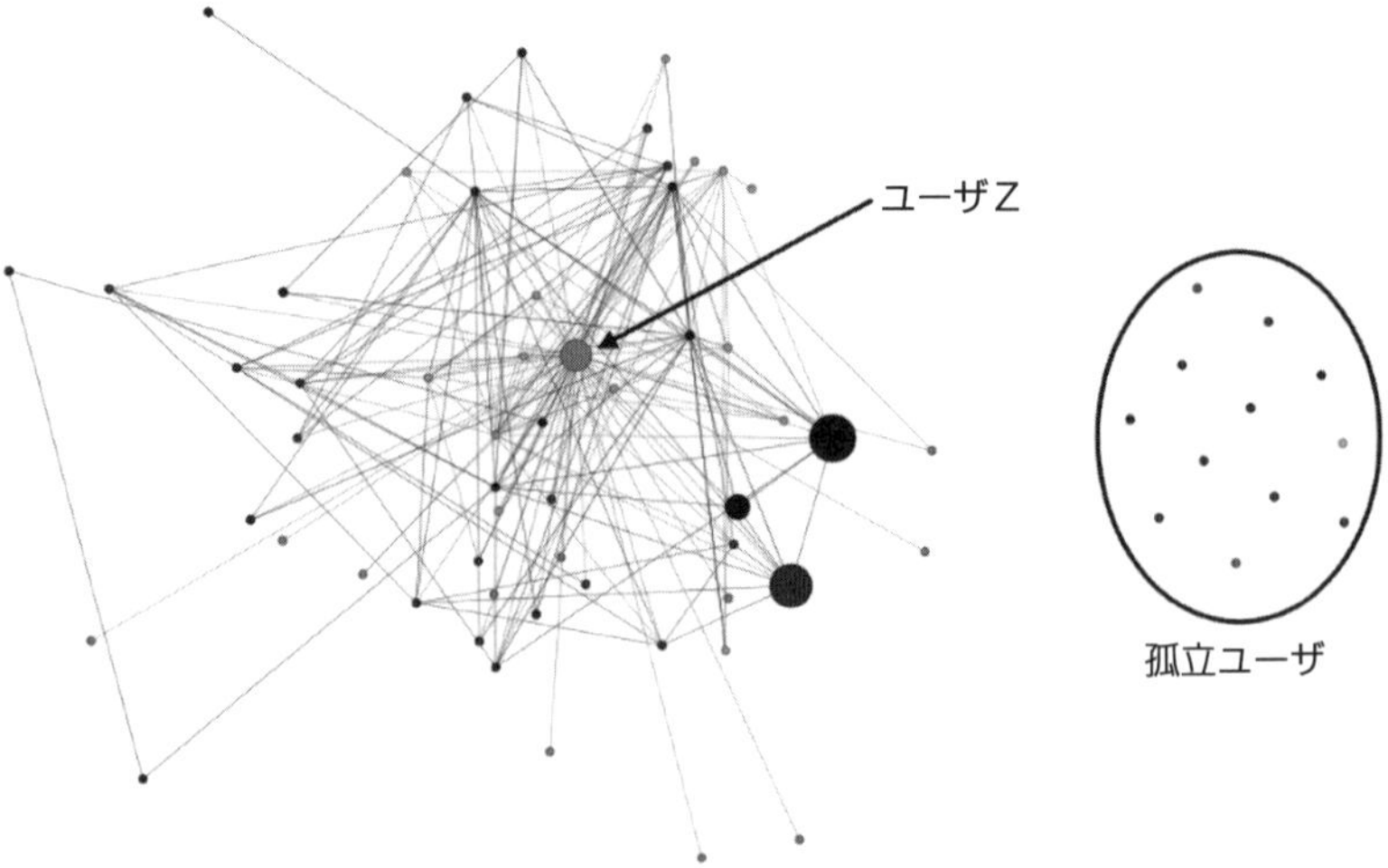

図5－5　オンライン職場上でのコミュニケーションの可視化

4　ボットによるオンライン職場空間の活性化

ボットとは、チャット空間上で会話をするプログラムのことで、主にQ&Aのような、人から聴かれたことに回答するといった場面で、利用が進んでいます。以降では、我々の研究室のSlackに導した、二種類のボットについて紹介します。いずれも、対面時には存在したコミュニケーションの誘発を目的としています。

(1)　コーヒー休憩推薦ボット

(Tanaka et al., 2022; 田中ら、2021)

このボットは、研究室で独自に開発したボットで、コーヒー休憩を促してくれるというものです。

対面の世界ではコーヒーを飲みたくなった際に、「他に飲む人いる～?」→「いる」「飲む」みたいな会話があり、一緒に休憩をするといった流れがあったと思います。しかしながら、コロナ禍ではオンライン会議が増え、ヘッドフォンの使用率が上がり、たとえ同じ空間にいても、誰が暇なのかよく分からない雰囲気が漂っていました。そこで我々は、ボットに休憩のコーディネータの役を託しました。

ボットは、「眠い?」というような質問を、部屋にいる人に送ります。そして、「眠い」とボタンを押す人が多ければ、『眠い』と押した人のなかから、誰かにコーヒーを淹れませんか?」と投げかけます。そして、たとえばAさんが同意すると、全体に「Aさんがコーヒーを淹れてくれるから、飲みたい人はボタンを押して〜」とアナウンスします。その結果、複数人による休憩と雑談が生まれるという流れです。

(2) コミュニティマネージャーボット

このボットは、Ｃｏｌｌａ(https://colla.jp)という商用サービスを利用しています。定期的にボットから送られてくる質問に答えると、回答結果が全体に披露されるというものです。それを観た同僚たちが、「いいね」などボタンでリアクションしたり、コメントを返したりすることで、雑談のようなコミュニケーションが生まれるという流れです。

このＣｏｌｌａについて、昨年、研究対象として評価実験を行った結果を紹介します(本松ら、2021)。二〇二一年八月のＣｏｌｌａを導入したため、その前一カ月の様子とその後一カ月の様子を比較しました。実験参加者数は四四名です。様子と言っているのは、前述したAPIを通じて取得したメッセージ数や、「いいね」ボタンなどリアクションをした回数のことを指しています。

詳細は論文を御覧いただくとして、結論を述べますと、導入したことによる一定の効果が確認できました。導入前は非アクティブだったユーザの一部が、導入後にアクティブになり、他人の投稿に対してリアクションをする回数が増えるといった様子が見受けられました。

非アクティブなユーザは、Ｓｌａｃｋをメールの代替と連絡手段ととらえており、必要なメッセージしか書かない傾向がありました。おそらく、ボットからＤＭでメッセージが来たので、真面目に回答してくれたのだと思いますが、メーリングリストのような形で宛名を明示せずに質問した場合は、回答しない人たちだと考えられます。そして、何気なく返信したメッセージが公開されると、アクティブなユーザからボタンリアクションやコメントが返ってきたことで、そうしたＳｌａｃｋ上でのメッセージ以外のコミュニケーション手段に、抵抗が薄れたのではないかと感じられます。

5　まとめ

皆様もプロジェクトや部署などでＳｌａｃｋを活用されていると思いますが、オンライン職場環境ととらえ、そのうえで行われる活動を分析、可視化してみるのはいかがでしょうか。また、ボットを導入しないとしても、文章の書き方、絵文字の使い方、リアクションの有無や種類など、チャット空間での一挙手一投足が相手に与える影響などを理解し、オンラインコミュニケーションを円滑化を全員が意識する組織になると良いと思います。

実践のポイントを以下にまとめます。

❶ SlackやTeamsなどのツールも「職場」とみなして、心理的安全性や孤立・孤独への配慮をしましょう。
❷ 分析ツールを活用して、オンライン職場環境の状態を把握しましょう。
❸ 自動的に応答するボットなども活用して、オンライン職場も活性化しましょう。

【文献】

瀧澤亮佑・本松大夢・中尾一心・谷中健介・瀧口諒久・林田宗樹・荒川豊（2023）「組織 Slack における孤立ユーザと非活性グループの発見を目的としたコミュニケーション分析システムの開発」第31回 マルチメディア通信と分散処理ワークショップ（DPSWS2023）

Tanaka, H., Motomatsu, H., Nakamura, Y., & Arakawa, Y.（2022）Context-aware Chatbot based on cyber-physical sensing for promoting serendipitous face-to-face communication in COVID-19. The 17th International Conference on Persuasive Technology（Persuasive 2022）.

田中宏和・本松大夢・中村優吾・荒川豊（2021）「連れ立ち行動促進システムの提案」第29回 マルチメディア通信と分散処理ワークショップ（DPSWS2021）

本松大夢・中村優吾・荒川豊（2021）「Slack における能動型質問ボットの効果検証」『情報処理学会モバイルコンピューティングと新社会システム（MBL）研究会』一〇一巻一一号 [https://ipsj.ixsq.nii.ac.jp/ej/index.php?active_action=repository_view_main_item_detail&page_id=13&block_id=8&item_id=214262&item_no=1]

column 6

テレワークをセルフリーダーシップで乗り切ろう

【種市 康太郎】

introduction

新型コロナウイルス感染症の感染拡大に伴い、テレワークや在宅勤務が急激に普及しました。上司が日常的にそばにいるわけではない環境においては、セルフリーダーシップ（または自己管理）と呼ばれる行動が、エンゲイジメントにつながると言われています。セルフリーダーシップの取り方が、エンゲイジメントにどのようにつながるかを見てみましょう。

1　新型コロナウイルス感染症の感染とテレワークの普及

二〇二〇年、新型コロナウイルス感染症の感染拡大により、私たちの働き方も変更を余儀なくされました。そのなかで最も大きく変わったことの一つは、テレワークや在宅勤務（以下、テレワークで統一）の普及です。

総務省（2010）によれば、テレワークが日本で始まったのは一九八四年頃で、NTTの前身である日本電信電話公社のインフォメーション・ネットワーク・システムの応用実験において、テレビ会議サービスが試験的に実施されました。その頃、日本電機（NEC）は東京都吉祥寺市にサテライトオフィスを設置しました。これは、都心への通勤負担を軽減するためだったとされています。その後、通勤時間の軽減、地域活性化、ワーク・ライフ・バランスの実現などを目的に、普及を目指す時期が何度かありました。情報通信インフラの整備も進み、普及の下地は整ってきたように思います。しかし、テレワークは実際にはなかなか普及しませんでした。

テレワークにおける問題・課題の一つは、上司が常にそばにいるわけではないということです。テレワークにおけるマネジメントについて述べたボーレガード（Beauregard et al., 2019）によれば、テレワークにおいてマネージャーは、直接監督に基づいていてマネジメントするという考えを放棄して、新しい方法を採用する意思と能力を持たなければならないと述べています。マネジメントだけではなく、評価もしなければなりませんので、目の前にいない部下の評価をどうすればよいかという悩みが生じます。

一方、テレワークで働く個人にも問題・課題があります。一つは生産性の問題です。森川（2020）によれば、在宅勤務の平均的な生産性はオフィス勤務の六〇〜七〇％程度であると評価されています。さらに、新型コロナを契機にテレワークを開始した人は、それ以前から行っていた人に比べて生産性はかなり低いと述べています。また、後藤・濱野（2020）によれば、上司・同僚や顧客とのコミュニケーションの取りにくさが最大のデメリットであると指摘されています。

このような環境で、エンゲイジメントを高めるにはどうすればよいでしょうか。従業員自身の視点から考えた場合に取り上げたいのが、セルフリーダーシップです。

2　セルフリーダーシップとは

セルフリーダーシップ（self-leadership）とは、セルフマネジメント（self-managemant：自己管理）とも言われます。ここで紹介する研究でもセルフマネジメントとして研究しているものもありますが、ここではセルフリーダーシップで統一します。ネックとホートン（Neck & Houghton, 2006）によれば、セルフリーダーシップとは、個人が特定の行動や考え方の戦略を使用して、自分自身を制御し、影響を与え、望ましい結果に導くプロセスと定義されます。言い換えれば、自分で自分に指示を出し、目標を設定し、報酬を与える戦略とも言えます。

具体的には、次のような内容です。

①自己目標の設定――具体的で、挑戦的で、達成可能な目標を意識すること。多くの研究によって、挑戦的で具体的な目標を設定するプロセスが、個人のパフォーマンスレベルを大幅に向上させ、目標を達成させることが明らかになっています。

②自己観察――自分自身の行動の認識とモニタリングを行うことを指します。個人がなぜ、いつ、どのような行動をとるのかを自覚することでもあります。このような観察は、非効果的で非生産的な自分の行動を変えるために必要な第一歩です。自分の行動変容につながる可能性があります。自己観察には、い

つ、なぜ特定の行動をとるのかということを意識することも含みます。

③自己キューイング——個人が達成すべきことに集中できるように、メモ、付箋、リマインダーなどを使用して、思い出させることです。

④自己報酬や自己罰——自分の行動に応じて外的な報酬を与えること。望ましい行動にご褒美を与えたり、または困難なプロジェクトの完了時に特別な休暇を取ったりというようなことが自己報酬です。一方、望ましくない行動が生じた場合は、自分に厳しくするなどの内容が自己罰になります。自己報酬を設定することは、目標を達成するために必要な努力を増やすのに、大いに役立つとされています。

テレワークでは、上司の代わりに、自分が自分のリーダーシップを取るということです。言い換えれば、従業員が上司によって外部からコントロールされるのではなく、自分自身で自分の行動をコントロールすることであるとも言えます。

3　セルフリーダーシップとワーク・エンゲイジメントとの関係

ブリバートら（Breevaart et al., 2014）の研究では、セルフリーダーシップと日常的なワーク・エンゲイジメントとの間に図6-1のようなモデルを考えて、看護師を対象に検証しました。具体的には、まず、看護師がセルフリーダーシップの戦略をより多く使用している日には、仕事の資源（スキルの多様性、フィードバック、成長の機会）を高く認識するという仮説を立てました。たとえば、セルフリーダーシップの具体的な目

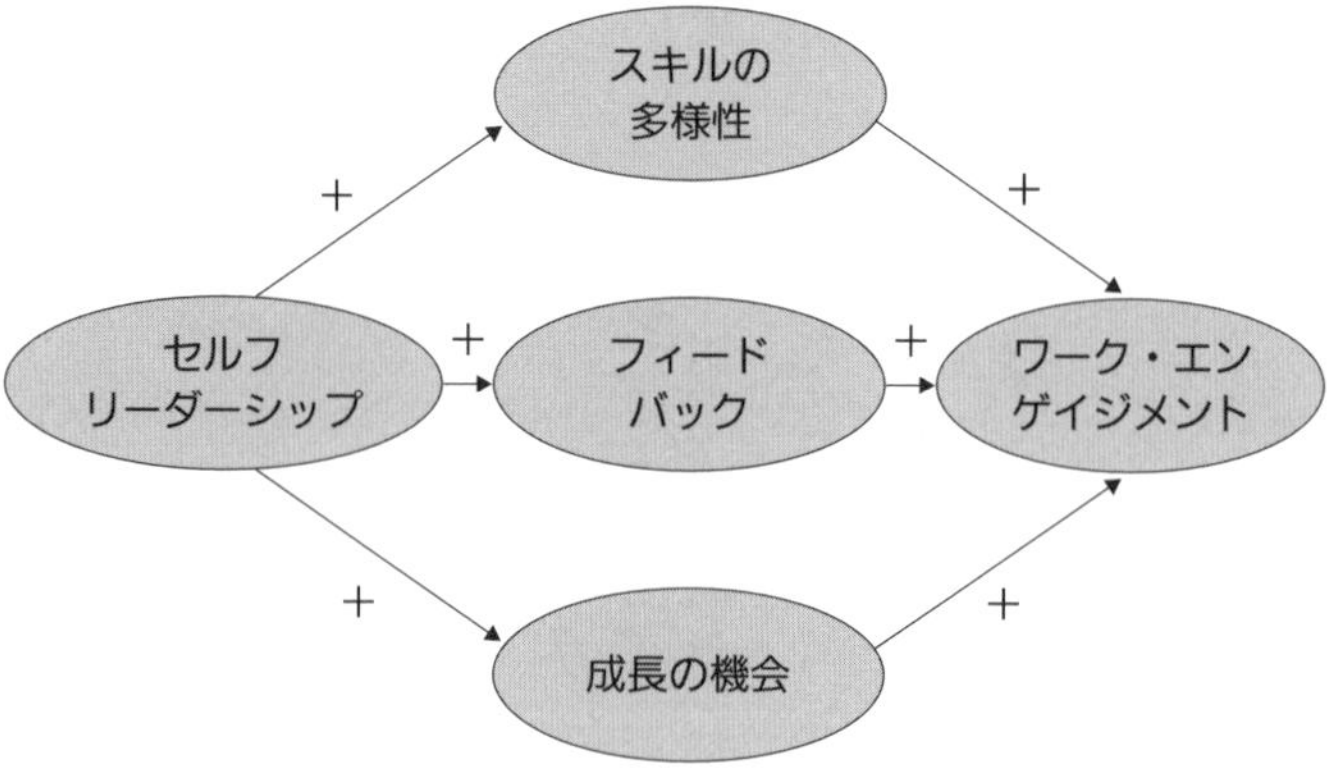

図6－1　セルフリーダーシップとワーク・エンゲイジメントのモデル

標設定により、新たなスキルを身につける機会が増えます。自分自身の行動観察によって、自分へのフィードバックが得られます。うまく仕事がいかないときは別のスキルを必要するので、自分に成長の機会をもたらします。このように、セルフリーダーシップは仕事の資源を増やすと考えられます。

また、仕事の資源はワーク・エンゲイジメントを高めることも考えられます。たとえば、プレゼンテーション能力を向上させるチャンス（仕事の資源）があることは、職場で有能であると感じたいというニーズを満たすことができるかもしれません。このように、仕事の資源があることは、内発的にも外発的にも動機づけを高め、結果としてワーク・エンゲイジメントを高めると考えました。

さらに、セルフリーダーシップは仕事の資源を増やし、仕事の資源が日常的にワーク・エンゲイジメントの向上につながることから、セルフリーダーシップは仕事の資源を媒介してワーク・エンゲイジメントの向上につながるという効果もあると考えました。

この研究は「日記研究」というスタイルを取っています。過去のワーク・エンゲイジメントの日記研究では、仕事の資源とワーク・エンゲイジメントの間の毎日の関係を調べ、より多くの仕事の資源が利用可能な日には、従業員のワーク・エンゲイジメントが高いことが明らかになっています。この研究でも日々の関係性を明らかにするような研究手法がとられました。

オランダの産科組織で働く産科の看護師七二名が対象となりました。日記法によって日々の労働状況を調べたところ、①自己観察、②自己目標設定、③自己キューイングの高さは仕事の資源の高さにつながり、ワーク・エンゲイジメントにつながるというモデルが検証されました。一方、自己報酬と自己罰については、モデルどおりの結果にはなりませんでした。

この結果から、セルフリーダーシップを行うことによって、仕事の資源を利用できる可能性が高まるのだろうと考察されています。従業員がセルフリーダーシップを多く利用した日には、より多くの異なるスキルを使える環境が生じ、仕事の成果をフィードバックしてもらえて、成長・発展の機会を得ることができたと考えられます。その結果、ワーク・エンゲイジメントが高まるということです。

一方、自己報酬や自己罰についての仮説は検証されませんでした。たとえば、仕事がうまくいったときに、レストランで食事をしたり、映画を見に行ったり、買い物に行ったりなど、特別なことを毎日するのは難しいかもしれないので、仮説は検証されなかったのかもしれないと論文では考察されています。自己罰についても同様で、一般的には自分を責めたり、罪悪感を覚えたりすることを毎日は行わないため、モデルは検証されなかったのかもしれないと考察されています。

4　テレワークにおけるセルフリーダーシップ

ブリバートら（Breevaart et al., 2014）の研究は看護師を対象としたものでした。では、テレワーカーのセルフリーダーシップはどうでしょうか。

ミュラーら（Müller & Niessen, 2019）は、パートタイムのテレワーカーを対象として、在宅日とオフィス日におけるセルフリーダーシップの個人差を調べました。彼らはテレワークでは従業員は仕事のスケジューリングや、それを実行する手順を決定する際に、自由、独立性、裁量がより多く得られると考えました。これを自律性と呼び、このような自律性はテレワークでは高くなるため、結果としてセルフリーダーシップも高まると考えました。一方で、セルフリーダーシップの実施は消耗感も高めるのではないかと考えました。そこで図6-2のようなモデルを考えて仮説を検証しました。

この研究でも日記法の手法が用いられました。一九五名のパートタイム・テレワーカーを対象に調査を行いました。

その結果、テレワークをしている日は自律性が高く、自己目標設定、自己報酬、成果の可視化といったセルフリーダーシップを実施することが分かりました。また、セルフリーダーシップ行動をとることで仕事の満足感につながる一方、消耗感にはつながらないことが分かりました。ミュラーら（Müller & Niessen, 2019）は、セルフリーダーシップが消耗につながらないのは、テレワークでは煩わしい対人関係に巻き込まれることがなく、内発的動機づけも高まるためではないかと考察しています。

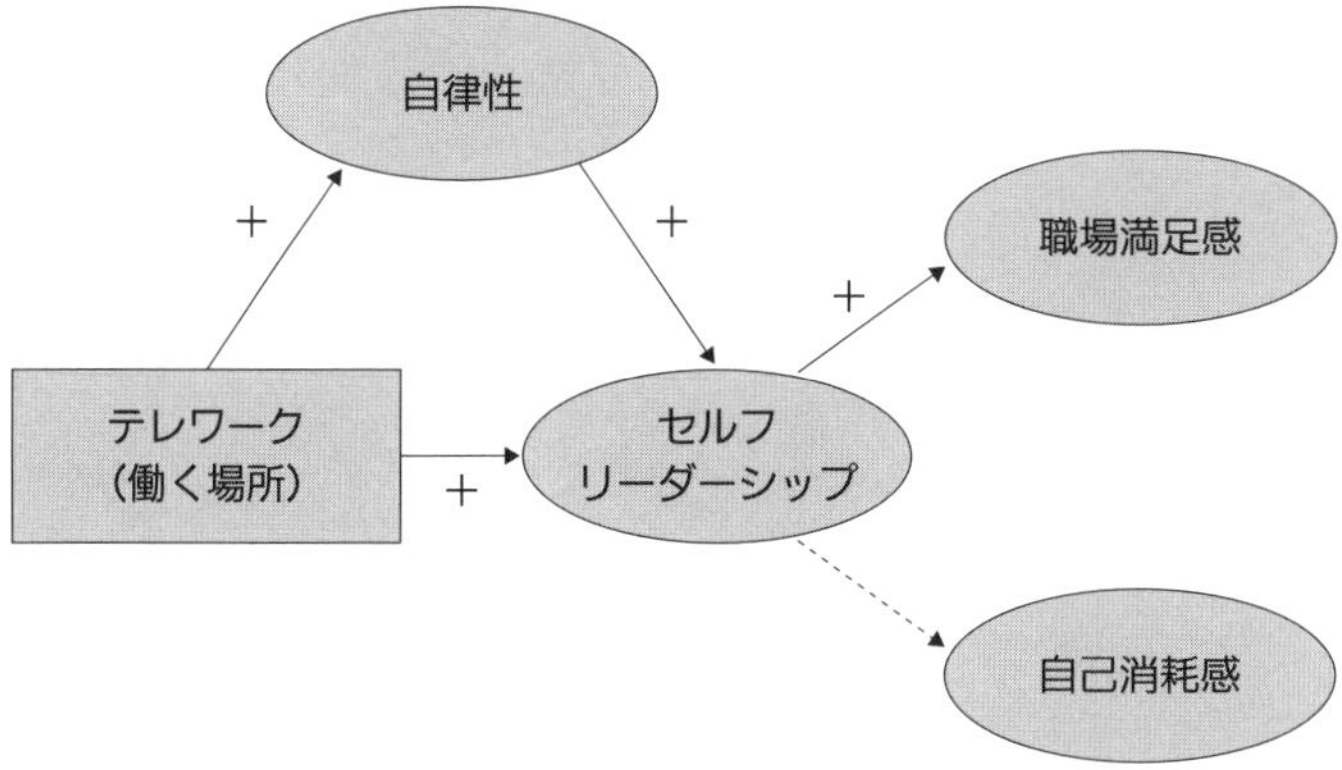

図6－2　テレワークでのセルフリーダーシップのモデル

以上のことから、テレワークにおいてもセルフリーダーシップを実施することが職務の自律性を高め、仕事の満足感につながることが分かりました。では、どんな人でもテレワークは適応できるのでしょうか。

最後に、テレワーク下での性格特性とワーク・エンゲイジメントとの研究を調べた研究を紹介します。オニール（O'Neill et al., 2014）の調査では、テレワーク下での性格特性とエンゲイジメントおよび私用のネット利用（cyberslacking）を調べました。

その結果、誠意があり（honesty）、先送り（procrastination）がない性格傾向の人は、そうではない人に比べ、ワーク・エンゲイジメントが高く、私用のネット利用が少ないという結果が示されました。反対に言えば、誠意に乏しく、先送り傾向がある人は、ワーク・エンゲイジメントが低く、私用のネット利用ばかりしている傾向があるということです。

この結果から、どんな人にもテレワークは適用できるとは言えず、採用や配置では考慮が必要だろうと考えられます。自分の業務に誠実に取り組む姿勢を持つことがまずは大切で、そのうえでセルフリーダーシップを意識すれば、テレワーク環境でもいきいきと働いていけると言えるでしょう。

5　実践にあたってのポイント

テレワーク環境においては、自律性の高い状態で仕事ができることが多いでしょう。つまり、上司によってコントロールされるのではなく、あなた自身が自分の行動をコントロールすることができるということです。これまでの研究から、①自己目標の設定、②自己観察、③自己キューイングの三つが有効であると考えられます。

しかし、よく考えると、どんな方でもこれらのセルフリーダーシップは、多かれ少なかれ取り組んでいるものと思います。特に大事なことは、日々の仕事を「私がする」と意識することだろうと思います。つまり、人によって監視されて仕事をするのではなく、自分が主導権を持って自分の手で自発的に仕事を進めているという気持ちが、仕事の満足感、動機づけにつながり、ワーク・エンゲイジメントを高めるだろうと思います。

また、自己観察が得意な方は、テレワーク時は出社時よりも生産性が低いと感じてしまうかもしれません。しかし、先に述べたように、テレワークでの生産性は平均的には高くはないのですから、あまり気負いすぎないことも大事だろうと思います。

実践のポイントを以下にまとめます。

❶ テレワークにおいては、具体的で達成可能な目標を設定すること、自分の行動や成果を記録すること、メモやリマインドですべきことを忘れないよう習慣づけましょう。

❷ テレワークでは、自分が主導権を持って、自分の手で仕事をしていることを意識しましょう。

❸ テレワークでの生産性は出社時よりも高くありません。気負いすぎないようにしましょう。

【文献】

Beauregard, T. A., & Basile, K. A., & Canónico, E.（2019）Telework: outcomes and facilitators for employees. In R. N. Landers（Ed.）*The Cambridge handbook of technology and employee behavior.* Cambridge University Press, pp. 511-543.

Breevaart, K., Bakker, A. B., & Demerouti, E.（2014）Daily self-management and employee work engagement. *Journal of Vocational Behavior*, **84**, 31-38.

後藤学・濱野和佳（2020）「新型コロナウイルス感染症流行下でのテレワークの実態に関する調査動向」原子力安全システム研究所「INSS journal」編集委員会編『INSS journal』二七巻、二五二‐二七四頁

森川正之（2020）「コロナ危機下の在宅勤務の生産性——就労者へのサーベイによる分析」『RIETI Discussion Paper Series』20-J-034．独立行政法人経済産業研究所

Müller, T., & Niessen, C.（2019）Self-leadership in the context of part-time teleworking. *Journal of Organizational Behavior*, **40**, 883-898.

Neck, C. P., & Houghton, J. D.（2006）Two decades of self-leadership theory and research: Past developments, present trends, and future possibilities. *Journal of Managerial Psychology*, **21**, 270-295.

O'Neill, T., Hambley, L., & Bercovich, A.（2014）Prediction of cyberslacking when employees are working away from the office. *Computers in Human Behavior*, **34**, 291-298.

総務省情報通信国際戦略局情報経済室（委託先：（株）志木サテライトオフィス・ビジネスセンター）（2010）『テレワークの動向と生産性に関する調査研究報告書』［https://www.soumu.go.jp/johotsusintokei/linkdata/h22_06_houkoku.pdf］

column 7

テレワークにおけるモチベーションのセルフマネジメント
——自らやる気を引き出す方法

【池田　浩】

introduction

テレワークは通勤からの解放やワーク・ライフ・バランスの充実など、多くのメリットがありますが、一方で、オフィスに出勤せずに一人で仕事に取り組むため、モチベーションにムラが生じることもあります。テレワークという柔軟な働き方において最大限生産性を高めるためには、自らモチベーションを高める「自己調整」が求められます。本コラムでは、長期的にモチベーションを高める「自立」と、短期的にモチベーションを調整する「自律」の視点から、テレワークにおけるモチベーションのセルフマネジメントについて概説します。

1　テレワークという働き方のもとでのモチベーション

働き方改革では、我が国の生産性を向上させるべく、多様な働き方として「テレワーク」が推奨されました。テレワークとは、オフィスから離れた場所で、主に情報通信技術を使いながら柔軟に働く方法ですが、労務管理や人事評価などの難しさからほとんど普及していませんでした。ところが、二〇二〇年から世界的に流行した感染症の対策を機に、多くの企業で急速に浸透しました。

その後、現在（二〇二三年七月現在）では、感染症を乗り越え、多くの企業では以前と同様にオフィスワークに戻りつつあります。しかし、通信事業を営む大企業をはじめとして一部の企業では、テレワークの働き方を基本とする方針を発表したり、オフィスワークを基本とするものの、部分的あるいは従業員に応じてテレワークを認める企業も多数存在しています。オフィスワークのメリットや利点は改めて指摘するまでもありませんが、テレワークという新しい働き方が市民権を得た現在、企業としてテレワークのもとで効果的に働く方法を確立することが、ますます問われていくと思われます。

コロナ禍では、テレワークという働き方の実態や効果について、多くの調査が行われました（後藤・濱野，2020）。それらの調査を踏まえると、テレワークによって働く人々の通勤時間が削減され、ワーク・ライフ・バランスが向上したとの意見が多数報告されています。しかし、テレワークという柔軟な働き方が働く人々の成果につながるかといえば、必ずしもそうではないようです。それは、在宅勤務によって仕事に集中できるとの回答がある一方で、モチベーションにムラが出てしまう、やる気が起こらない、などの声も多数見受けられます。これは、オフィスワークで多くの同僚に囲まれ、賑やかで活気のある雰囲気で働くことに慣れている人ほど、在宅勤務の静かな環境に適応することの難しさを物語っていると言えます。

また、実はオフィスワーク自体が、そこで働く人々のモチベーションを高める役割を担っていたと見ることができます。私たちの働くモチベーションは、評価や報酬だけでなく、自覚されない非意識的な刺激からも影響を受けていたことに気づかされます（Bargh, 1990）。たとえば、スーツを着て、会社に出勤する一連の行為が、気持ちを家庭から仕事に向かわせていました。さらに、オフィスに入り、上司や同僚と顔を合わせて会話を交わすこと自体も、働くモチベーションを刺激していたと言えます。

一方、在宅勤務に象徴されるテレワークでは、オフィスワークで見られた一連の行為や刺激がありません。そのため、人によってはどうしても仕事への気持ちの切り替えが難しく、仕事を始めたものの気持ちが乗らず、十分に効率が上がらないまま仕事に取り組んでしまうことも珍しくありません。テレワークによってむしろ労働時間が増えたとの報告は、実はモチベーションの低下やムラの観点から説明することができます。テレワークという新しい働き方において、働く人々のモチベーションの問題を論じる理由はここにあります。

しかし、テレワークに従事するすべての人のモチベーションが低いかといえば、決してそうではありません。テレワークであっても意欲的かつ主体的に働き、効率性を高め、新規アイディアを発案する人も存在します。では、モチベーションが旺盛な人とそうでない人との違いは、一体どこにあるのでしょうか。

2　仕事におけるモチベーションとその変動

ワーク・モチベーションとは、自らの職務や目標に向かって意欲的に遂行している状態を表す概念です。ワシントン大学のミッチェルは、ワーク・モチベーションを「目標に向けて行動を方向づけ、活性化し、そして維持する心理的プロセス」（Mitchell, 1997, p.60）と定義しています。そして、この定義にも含まれているように、ワーク・モチベーションは、目標をなぜ、どのように成し遂げるのかの明確性を意味する「方向性」と、目標の実現に向けた努力や意識の高さを意味する「強度」、そして目標を追求・実現するための継続性を意味する「持続性」、という三つの次元を内包しています。

産業・組織心理学では、古くから「成果＝能力×モチベーション」と称されるように、どのような仕事であれ成果を上げるためには、能力と並び、モチベーションは必要不可欠な要素とされています。このうち、能力はいったん学習すれば安定して保持することができます。一方、モチベーションは日々のさまざまな出来事によって変動します（George & Jones, 2000）。

たとえば、森永（2010）は、企業で働く一八名を対象に、三週間にわたり日々のモチベーションとそれに関わる要因について、デイリーログ法を用いて分析しました。その三週間にわたる経時的なデータから、働く人の日々のモチベーションは、ほとんど変動しない「安定型」、三週間のなかでモチベーションが緩やかに変動する「長期変動型」、そして日々モチベーションの起伏が激しい「短期変動型」の、三つのパターンを見出しています。

このことからも、テレワークではモチベーションを効果的にマジメントすることが、特に重要であると理解できます。

3　ワーク・モチベーションとセルフマネジメント

森永（2010）の研究知見をもとに、テレワークに従事する人々のモチベーションが変動することを考慮すると、モチベーションの長期的な変動と短期的な変動をマネジメントすることが求められます。

長期的な変動については、一カ月から半年などの比較的長い期間で、モチベーションを高い水準で維持することが求められます。基本的にオフィスにはほとんど出勤せずに、在宅などで仕事をする人々にとっては、特に留意すべきセルフマネジメントであると言えます。もう一つの短期的な変動については、一日から一週間ほどの短期間のモチベーションを、いかに維持するかが問われます。

この二つの時間的な視点によるワーク・モチベーションのセルフマネジメントのキーワードは、「自立」と「自律」であると考えられます。

（1）仕事を自分事として考える心理的オーナーシップ

「自立」とは、他者の助けに頼ることなく、自らの意思で仕事に取り組むことを意味します。企業の仕事は、自身で完結するものは少なく、同僚の協力を要する仕事や、同僚から（に）引き継ぐ仕事、与えられる仕事など、さまざまなものが存在します。管理者の指示や同僚からの要請に依存した働き方では、テレワー

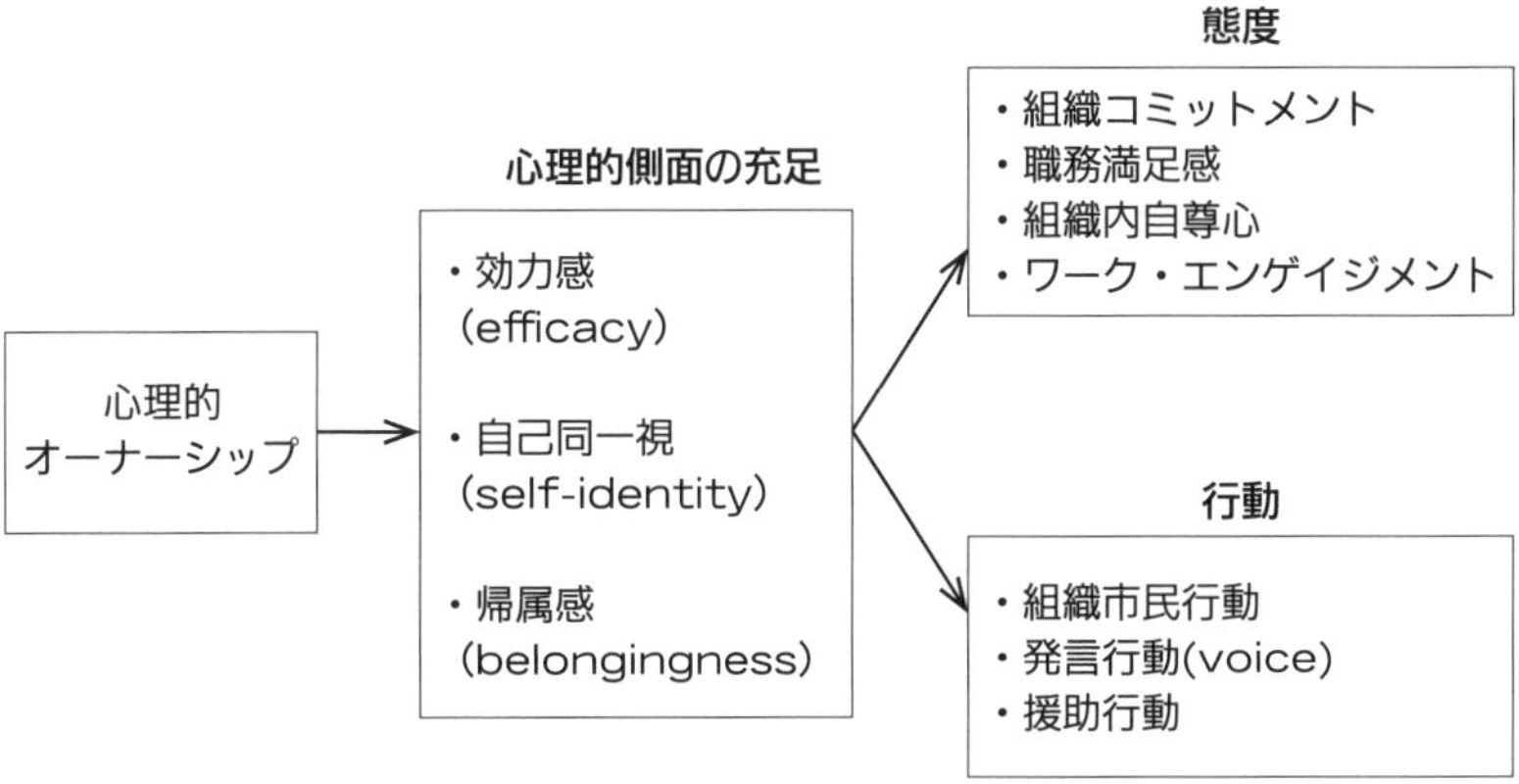

図7-1　心理的オーナーシップのメカニズム（Pierce et al., 2001）

クではかえって生産性が下がってしまいます。なぜなら、管理者や同僚とは地理的な距離が存在するため、オフィスワークのときと異なり、指示や要請が難しくなるからです。オフィスから離れた場所で働くテレワークだからこそ、いずれの仕事であっても、自分のものとして考え、責任を持って取り組み、ひいては企業に貢献する存在として自覚を持つことが求められます。産業・組織心理学ではこれを「心理的オーナーシップ」と呼びます。

「心理的オーナーシップ」とは、ミネソタ大学ジョン・L・ピアースらが提唱した概念です。ピアースらは心理的オーナーシップを、「個人が所有しているある対象を自分のものであるように感じる状態」（Pierce et al., 2003, p. 86）と定義しています。これが欠けた状態が「やらされ感」です。

仕事を自分のもの、あるいは自分事と感じる「心理的オーナーシップ」を有することは、心理的に次の三つのことを充足する効果を持ちます（Pierce et al., 2001）。それを示したのが図7-1になります。

一つ目の心理的効果は、働く人々が心理的オーナーシップを持つことで、効果的に職務を遂行できると感じる「効力感」

（Bandura, 1997）を満たすことにつながります。この効力感の醸成は、後述する仕事におけるさまざまな効果的な職務行動につながります。

二つ目は、自己同一視（セルフ・アイデンティティ）を高める心理的効果です。自己同一視とは、自分という存在を明確に感じる状態を意味するものです。仕事を自分のものと考える心理的オーナーシップを持つことで、その仕事に従事する自分の存在意義を高めることにつながります。

最後の三つ目の心理的効果は、「帰属感」の醸成です。仕事に対する所有者意識（心理的オーナーシップ）を高めると、自分の居場所や自分の存在意義を示す場として考えるようになります。心理的オーナーシップは、上述した三つの心理的概念を充足することで、いきいきと働くこと（ワーク・エンゲイジメント）につながるだけでなく、職場や組織に対する自発的な向社会的行動としての組織市民行動にもつながることが、先行研究から確認されています。

こうして、テレワークにおいて長期的にモチベーションを高く保つためには、仕事を自分事としてとらえて、自ら主体的に取り組む「自立」の姿勢が求められると言えます。

（2）仕事において自らを律する「モチベーションの自己調整」

もう一つの「自律」とは、自分を律して仕事に取り組むことを意味します。日々の仕事において気持ちが乗らない日があるなかでも、自分なりに工夫しながらモチベーションを高めることから、モチベーションの自己調整（Self-regulation）と呼びます（池田，2021）。心理学において自己調整とは、内的あるいは外的基準を満たすように、自らの心理や行動を調整することを指す概念です。古くは、行動主義心理学を提唱したスキナー（Skinner, 1951）は、人間は本来、自分自身で行動を強化する力を持っているとする自己強化（self-reinforcement）を提唱しています。

しかし、ワーク・モチベーションに関する従来の研究では、モチベーションの個人差やそれを高める心理的メカニズムを解明する理論、さらには他者（管理者など）がある人物（従業員など）のモチベーションを高めるマネジメントについて議論されることが多かったものの、自らどのような方略を用いてワーク・モチベーションを高めるかについては、十分に検討されていません。

そうしたなかで、池田ら（2021）は、教育心理学で検討されてきた自己調整学習（self-regulated learning）研究（Wolters, 1999）を参考に、テレワークのもとでワーク・モチベーションを高めるとともに、効果的な態度や行動を醸成する自己調整方略を明らかにしています。さらに、自己調整方略について、課題遂行過程（古川、2011; 池田、2017）の枠組みが示す「着手段階（仕事を始め、着手する段階）」「中途段階（仕事の途中の段階）」「結果・完了段階（仕事が完了し、成否いずれかの結果が得られる段階）」の、三つの段階ごとに整理しています（図7-2）。

①着手段階で求められる自己調整方略

着手段階は、一日の始まりや、ある仕事に取りかかる段階です。この段階では、所与の仕事に関わる目標を設定することや、それを意識して仕事に取り組む「目標焦点化方略」が求められます。事実、目標を設定することがモチベーションを高める効果を持つことは、従来の目標設定理論（Locke & Latham, 1990）に関わる多くの実証研究によって支持されています。

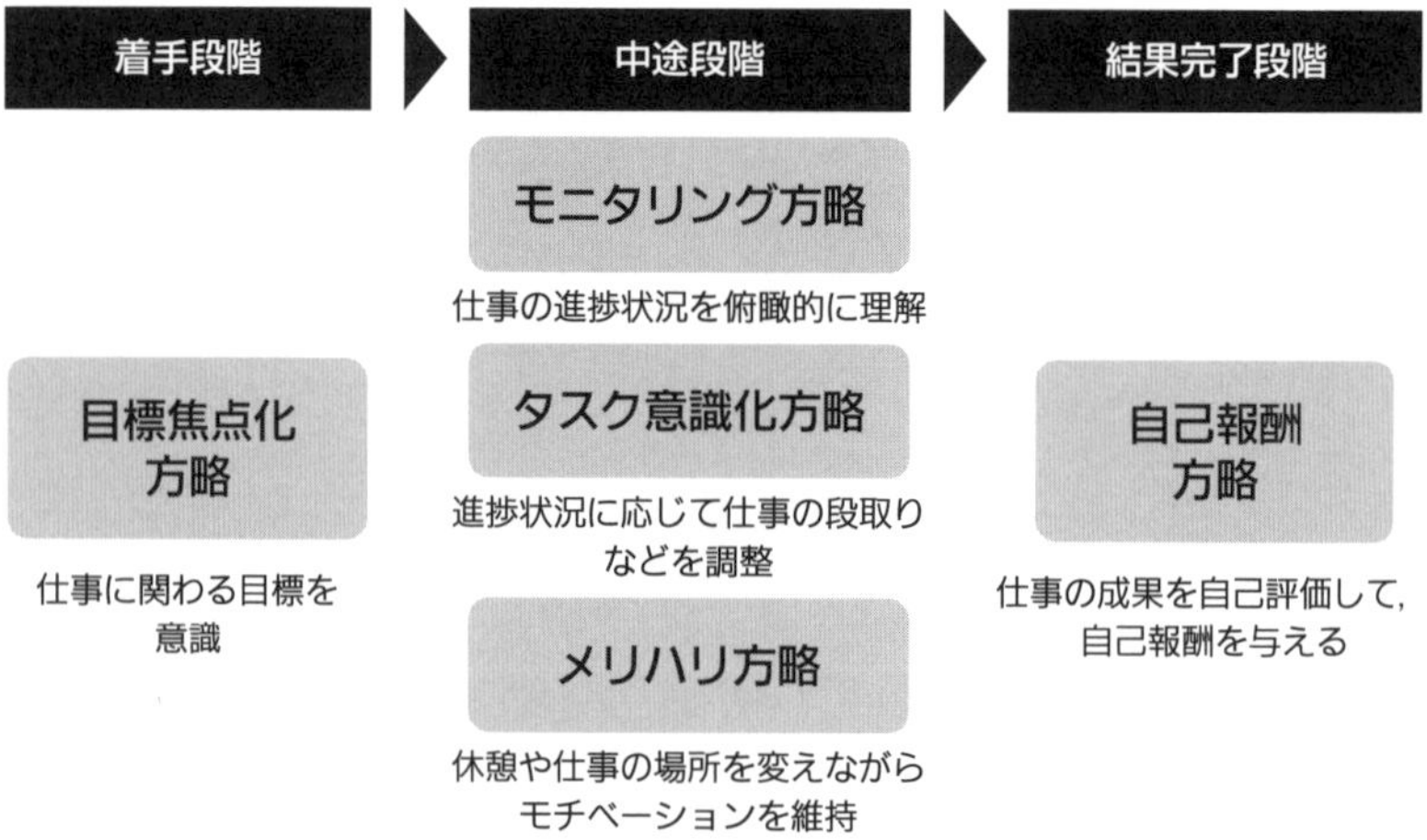

図7-2　自らモチベーションを鼓舞する「自己調整」（池田ら，2021）

②中途段階で求められる自己調整方略

中途段階では、仕事を遂行している途中の段階です。この段階では、モチベーションが低下するなどの浮き沈みが生じる可能性があります。そのため、モチベーションを維持したり、自ら高める工夫が必要になります。この段階で求められる自己調整方略とは、仕事の進捗状況を俯瞰的に理解する「モニタリング方略」、進捗状況に応じて仕事の段取りなどを調整する「タスク意識化方略」、そして適宜休憩や仕事の場所を変えながらモチベーションを維持する「メリハリ方略」が有効と考えられます。

③結果・完了段階で求められる自己調整方略

最後の結果・完了段階では、一日の仕事の終わりや、ある業務が一段落する段階です。仕事を終えている段階ですので、自己調整は不要のように思います。しかし、この結果・完了段階でそれまでの仕事を自ら評価することで、次の日の仕事や、次の新しい仕事に向けての活力につながります。

この段階で求められる自己調整方略とは、仕事の成果を自ら評価して自己報酬を与える、「自己報酬方略」が求められます。池田ら（2021）では、テレワークに従事するIT企業のエンジニアを対象に調査を行い、こうした自己調整方略を行っている人ほどいきいきと働き、同僚との協力や連携も効果的に行っている事実を明らかにしています。

テレワークでは、オフィスに出勤せずに、在宅などで一人で仕事に取り組みます。通勤が不要になるメリットがありますが、上述したように一人で仕事を行う難しさも伴っています。意欲的に仕事をするためには、自らモチベーションにスイッチを入れるような、「自立」と「自律」がいっそう求められるようになるでしょう。

4　実践へのポイント

（1）モチベーションが変動することを意識化する

モチベーションを自己調整する前に、一日や一週間単位でのモチベーションの変動（浮き沈み）を意識化してみましょう。いつモチベーションが上がり、どのようなときや出来事でモチベーションが低下するかを俯瞰的に感じることが、モチベーションをセルフマネジメントするための始まりです。

（2）仕事を自分事として考える

組織における仕事は、与えられることがほとんどです。しかし、仕事を与えられたものと考えて取り組むだけでは、どうしてもやらされ感が生じてしまいます。そうではなく、自分が担当すべきもの、自分が責任を持って取り組むべきものと考える（心理的オーナーシップ）ことで、長期的に前向きにそして意欲的になります。

（3）課題遂行過程の三段階ごとに自己調整方略を実践してみる

モチベーションを自己調整する際に、仕事に取り組む過程（プロセス）を、課題遂行過程の三段階に分けて考えることで、各段階で取り組むべき調整方略が明確になります。各段階で求められる自己調整方略を実践してみましょう。

実践のポイントを以下にまとめます。

❶ モチベーションが変動することを意識化しましょう。
❷ 仕事を自分事として考えましょう。
❸ 課題遂行過程の三段階ごとに自己調整方略を実践してみましょう。

【文献】

Bandura, A.（1997）*Self-efficacy: The exercise of control*. W. H. Freeman.
Bargh, J. A.（1990）Goal and intent: Goal-directed thought and behavior are often unintentional. *Psychological Inquiry*, 1, 248–251.
古川久敬（2011）『組織心理学――組織を知り活躍する人のために』培風館

George, J. M. & Jones, G. R. (2000) The role of time in theory and theory building. *Journal of Management*, **26**(4), 657–684.

後藤学・濵野和佳（2020）「新型コロナウイルス感染症流行下でのテレワークの実態に関する調査動向」『INSS JOURNAL』二七巻、二五二‐二七四頁

池田浩（2017）「ワークモチベーション研究の現状と課題――課題遂行過程から見たワークモチベーション理論」『日本労働研究雑誌』六八四巻、一六‐二五頁

池田浩（2021）『モチベーションに火をつける働き方の心理学』日本法令

池田浩・縄田健悟・青島未佳・山口裕幸（2021）「テレワークのもとでの自己調整方略――自己調整方略の効果とそれを醸成する上司からの被信頼感」『産業・組織心理学研究』三五巻一号、六一‐七三頁

Locke, E. A. & Latham, G. P. (1990) *A theory of goal setting and task performance*. Prentice-Hall.

Mitchell, T. R. (1997) Matching motivational strategies with organizational contexts. Research in *Organizational Behavior*, **19**, 57–149.

森永雄太（2010）「モティベーションの変動に関する探索的研究――デイリーログ法を用いて」『人材育成研究』五巻、三‐一五頁

Pierce J. L., Kostova, T., & Dirks, K. T. (2001) Towards a theory of psychological ownership in organizations. *Academy of Management Review*, **26**, 298–310.

Pierce, J. L., Kostova, T., & Dirks, K.T. (2003) The state of psychological ownership: integrating and extending a century of research. *Review of General Psychology*, **7**, 84–107.

Skinner, B. F. (1951) How to teach animals. *Scientific American*, **185**(6), 26–29.

Wolters, C. A. (1998) Self-regulated learning and college students' regulation of motivation. *Journal of Educational Psychology*, **90**(2), 224–235.

第III部

セルフケア

column **8**

セルフマネジメントの力

【田山　淳】

introduction

セルフマネジメントは、個人が自身の心身の健康、時間、エネルギー等を効果的に管理し、目標を達成するための重要なスキルです。セルフマネジメントが健康や生活の質の向上に寄与しているというエビデンスは多々あります。特にエビデンスが多いのが医学分野です。身体的な健康に関連して、セルフマネジメントは慢性疾患の症状の管理には欠かせません。心の健康にもセルフマネジメントは重要であり、日本人労働者のメンタルヘルス対策にすでに役立てられています。労働とセルフマネジメントも密接な関係があり、上手にセルフマネジメントができている場合は、仕事の意義の理解、目標設定等がうまくできます。本コラムでは、セルフマネジメントの本質や、実際の例を紹介していきたいと思います。

1　セルフマネジメントとは

セルフマネジメントは、健康や生活の向上をはじめとして、人のさまざまな営みにおいて良い結果をもたらします。セルフマネジメントは、個人が自己の時間、エネルギー、リソースを効果的に管理し、目標達成や健康増進を促進するためのスキルや戦略の組み合わせです。セルフマネジメントが日常のなかでうまくできている場合、生活面、健康面などで多くの恩恵があります。

体重管理を例に挙げますと、セルフマネジメント力が低い場合は食事や運動の管理が上手にできず、それゆえに体重管理がうまくいかなくなり、結果として肥満などの生活習慣病を招きます。逆に、セルフマネジメント力が高い場合、適正体重を維持することができます。体重に直接影響する要因が先に述べた食事や運動等の生活習慣です。セルフマネジメント力が高い場合、食事や運動に気を遣って生活することができるので、適性な体重を維持できます。自己の健康目標を設定し、計画を立てることで、食事や運動、睡眠などの健康的な習慣を維持することができます。

このように、自分で自分の心や行動を変えていくためにはセルフマネジメント力が必要であり、心や行動を良好に保ち続けるためには、セルフマネジメント力を日々意識して養っていこうとする気持ちが大切です。また、セルフマネジメントは心の健康管理、つまりストレス管理にも重要です。自己のストレスレベルを認識し、適切なストレス軽減法を見つけることで、精神的な健康を促進することができます。

セルフマネジメントは自身の生活全体の質を向上させるということにおいては、中心的な役割を担います。時間管理やものごとの優先順位の付け方などを学ぶことにより、仕事、家族、個人的な興味、趣味の時間などにおいて上手にバランスを取ることができます。これにより、結果的に生活の充実感や満足感が高まります。また、時間のかかることではありますが、セルフマネジメントは個人の自己成長と発展にも寄与します。自己認識の向上や目標設定、自己評価などのプロセスを通じて、自己の強みや課題を理解し、成長のための戦略を立てることができます。自己のスキルや能力の向上に焦点を当て、自己の目標や夢に向けた取り組みを行うことで、個人は自己実現を追求し、充実した人生を送ることができます。

2　身体の健康に関するセルフマネジメント

セルフマネジメントの力をご理解いただくため、もう少し医学分野のセルフマネジメントについて先に取り上げたいと思います。産業保健分野に比べて医学分野でのセルフマネジメントは、生命維持等にもつながる非常に重要な役割を果たすことから、古くから着目され多くの研究や実践がなされています。病気といえば、病院に行って医師に診察してもらい治療してもらうもの、というのは一般的な考え方かと思います。しかしながら、自助努力と言いますか、自分で自分の病気と向き合い、病気とうまく付き合っていこうと何らかのアクションをするというそのアクションそのものも、自分でできる病気の治療でありマネジメントです。

病気の種類を大きく分けますと、慢性疾患と急性疾患の二種類があります。前者の慢性疾患はなかなか治りにくい、あるいは治らない疾患で、後者の急性疾患はその逆です。前者の慢性疾患とセルフマネジメントは、切っても切れない関係にあります。慢性疾患にはさまざまな種類がありますが、症状と長く付き合わな

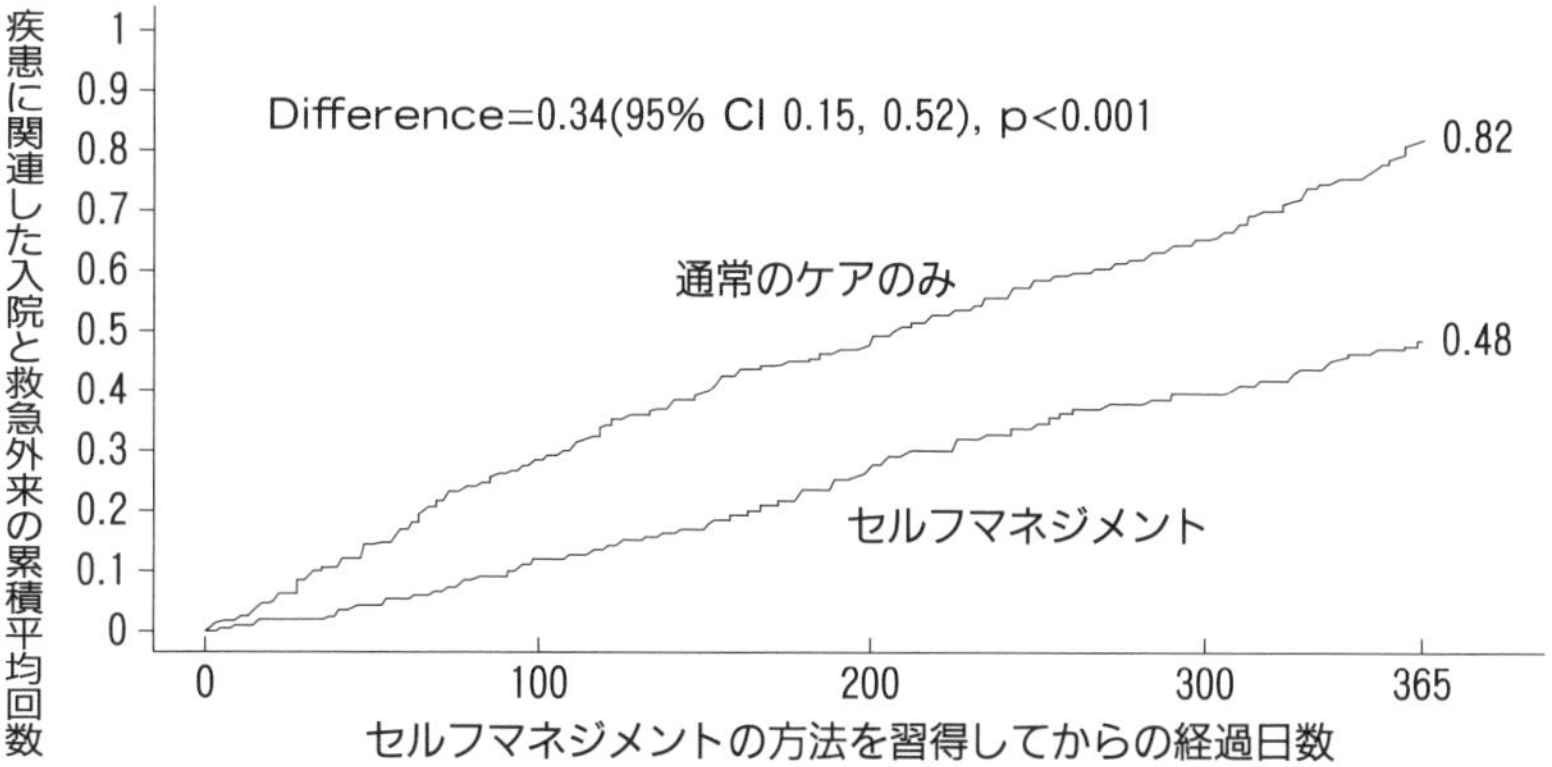

図8－1　慢性疾患（慢性閉塞性肺疾患）に関する入院と救急外来の頻度（セルフマネジメントの有無による比較）（Rice et al., 2010 を著者一部改変）

くてはならない場合、いったいどのようにその症状と付き合えばよいのでしょうか。慢性疾患をすぐに治そうとするとすぐに息切れをしてしまうでしょう。長期戦を覚悟して症状と上手に付き合う、その付き合い方を身につける、ということが大切です。

　慢性疾患のセルフマネジメントプログラムについてはさまざまなエビデンスがありますが、たとえば、慢性閉塞性肺疾患のセルフマネジメントプログラムでは、セルフマネジメント方法を習得した後の一年間において、入院と救急外来の頻度が五〇%減少することが示されています（Rice et al., 2010）（図8－1）。その他、アメリカのスタンフォード大学で開発された慢性疾患向けのセルフマネジメントプログラムで、CDSMP（Chronic Disease Self-Management Program）というプログラムもあり（たとえば、Cameron-Tucker et al., 2014）、さまざまな疾患に適用されています。近年では、病気に特化したセルフヘルプガイドブックなども出ており、これらの使用によって実際の病気の症状が大きく改善することや、それに伴って家庭の医療費が大幅に低減することなどのエビデンスが示されるようになってきました

（たとえば，Kennedy et al., 2003; Schneider et al., 2017）。

3　心の健康に関する厚生労働省の考え方

日本における労働者の心のケアとして厚生労働省では四つのケアを推奨していますが，その一つ目に該当するのが「セルフケア」です（厚生労働省，2017）。このセルフケアに続くのが，管理監督者が職場環境や相談対応によって心の健康をサポートする「ラインによるケア」，さらに産業保健スタッフが心の健康づくり対策を提言・推進し，労働者や管理監督者を支援する「事業場内産業保健スタッフによるケア」，そして事業場外の機関や専門家の支援を受ける「事業場外資源によるケア」です。話をセルフケアに戻しますが，メンタルヘルス不調があったとき（あるいはそのような可能性があると感じられたとき），まず最初のアクションとしては，会社の上司や専門家のケアというよりも，自分自身で心の健康状態をチェックしたり，休養を上手にとってみたりするというセルフマネジメントが推奨されているのです。

このように，厚生労働省のメンタルヘルス対策における四つのケアは，セルフケアを中心に展開されています。心のマネジメント方法としましては，自己の感情やストレスの状態を理解し，適切なストレス対処法やリラクゼーション技法を学ぶことが重要とされます。また，日常生活において十分な睡眠，バランスの取れた食事，適度な運動など，健康的な生活習慣を実践することも，心のセルフマネジメントでは大切なことです。

4　首尾一貫感覚とセルフルマネジメントの関係

これまで心身の健康とセルフマネジメントについて述べてきましたが、セルフマネジメントは仕事においても重要です。新しい処理方法を覚える必要がある場合、たとえば表計算ソフトで新しい処理方法を覚える場面で、とても腰が重いけれど自分しかやる人間がいないときにおいて、自分自身で自分のモチベーションを引き出しながら進めなければなりません。このように、業務遂行上、モチベーションをセルフマネジメントする必要があります。

モチベーションのセルフマネジメントで重要なのが、首尾一貫感覚（sense of coherence）という概念です。これを磨くことで仕事のマネジメントが飛躍的に楽になります。首尾一貫感覚とは、自分の考えや感覚が一貫しており、筋道が通っていて矛盾がないと感じることです。この首尾一貫感覚ですが、統計的にもセルフマネジメントと相関関係にあります（Song et al., 2022）。業務上の新しい処理方法を覚える意義を見出せていない場合や、自分の職場での立ち位置や役割を理解していない場合、あるいは困難な状況に直面していると感じている場合に、首尾一貫感覚は低下してしまいます。

では、首尾一貫感覚を高めるためにはどうしたらよいのでしょうか。首尾一貫感覚を高めるためには、把握可能感（comprehensibility）、処理可能感（manageability）、有意味感（meaningfulness）という三要素を向上させる必要があります（図8-2）。把握可能感とは、自分が置かれている状況や課題を理解し、制御できるという感覚です。処理可能感は、課題に対処できる手段やリソースが存在するという感覚を指しま

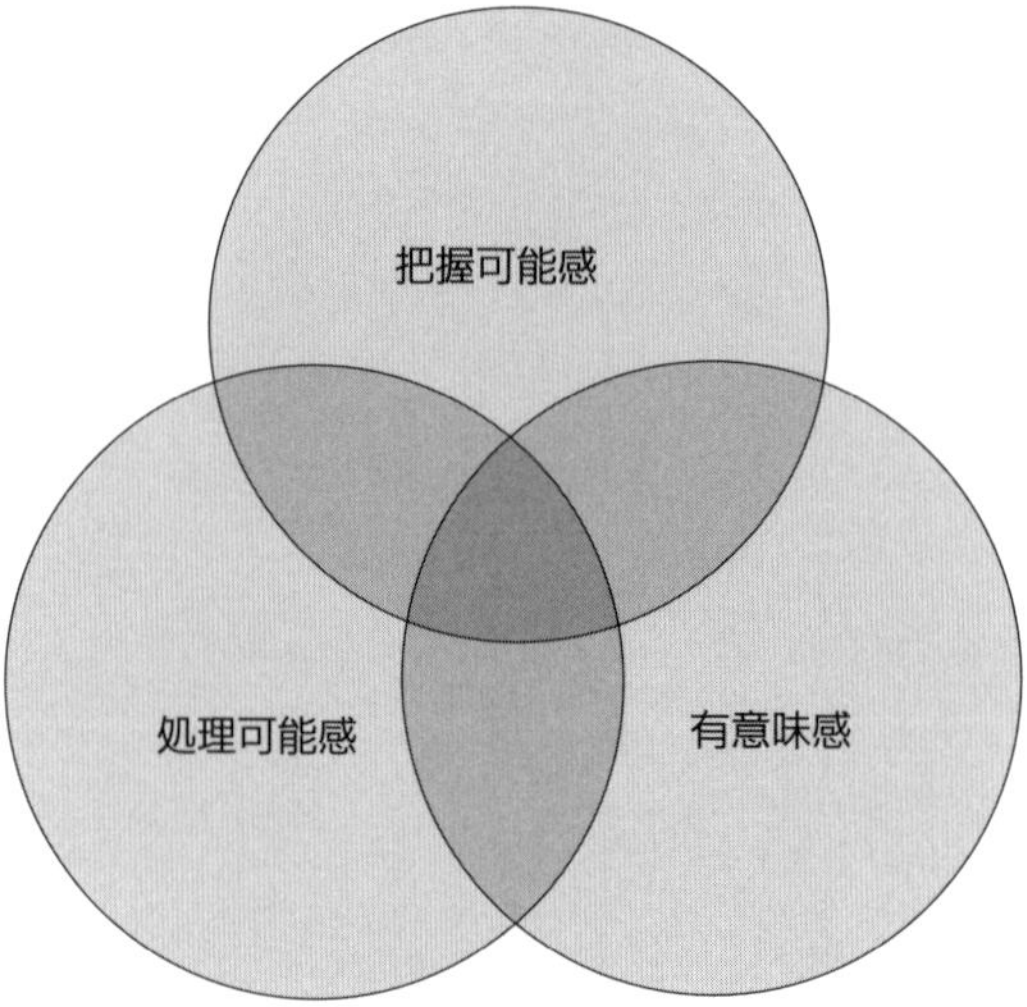

図８－２　首尾一貫感覚のモデル

す。そして、有意味感は、自分の行動や取り組みが意味のあるものであるという感覚です。

これらの三要素は、上司や同僚、家族、友人、専門家などの信頼できる人々の意見やアドバイスを聞くといった、社会的サポートを受けることによって上昇します。彼らからのフィードバックやサポートを積極的かつ主体的に得ることによって、自分の状況や課題をより明確に把握し、筋道立てた処理の仕方や処理をすることの意義を見出すことができます。また、自己成長を促す情報にアクセスすることも大切です。

このようにして首尾一貫感覚という心の機能が向上すると、行動レベルでのセルフマネジメントが、効率良く上手に発動されます。

5　行動目標を設定する

セルフマネジメントにおいてもう一つ重要な要素は、具体的な見通しを立てることです。これは、具体的には、行動目標を設定するという方法です。行動目標は、「〜したい」という表現ではなく、「〜する」という具体的な行動レベルの目標を設定することを指します。「〜したい」というのは、希望や夢を語るときの言い回しであり、実現可能性はそれほど高くありません。しかし、後者の「〜する」という目標の設定の仕方は、言い方を変えると計画であり、実現レベルは必然的に高いものになります。この行動目標はたとえば、短期目標、中期目標、長期目標といった、複数の時間軸で設定するのが好ましいとされています。また、行動目標の設定は、先に述べた首尾一貫感覚と密接な関係にあり、首尾一貫感覚が低い場合は、行動目標は立てづらいものです。

先にも取り上げた、仕事上で新しい処理方法を覚える場合を考えてみましょう。最初のステップとして、モチベーションを少しずつ高めるために、関係者と協議をします。この協議は、先に述べた首尾一貫感覚の把握可能感、処理可能感、有意味感などの要素を向上させるために行います。次のステップでは、自分でアクセスできる動画コンテンツやウェブサイトなどを活用して、新しい処理方法のやり方を自分で確認します。具体的な手順や操作方法を視覚的に学ぶことで、処理可能感を高めることができます。

このように、周囲の人々との意見交換やフィードバック、情報収集を通じて、自分の状況や課題を明確に把握し、自己の意欲を高めることができます。自分の意欲が高まり、具体的な目標がある程度見えてきた時点で、実際に自分で操作してみるといったリハーサルが必要です。自分の意欲が高まり、具体的な目標がなんとなく見えてきて、リハーサルも少しはできたという段階になりますと、「〜する」という行動目標が楽に立てられるようになります。

上記のように、先に自分のモチベーションを高めるため、首尾一貫感覚を向上させたうえで行動目標を設定するわけですが、行動目標を設定することにより、具体的なステップを踏みながら目標に向かって進むことができます。最終的には、行動目標の達成によって新しい処理方法をマスターし、仕事において成果を上げることができるでしょう。

6　実践にあたってのポイント

労働者が上記のセルフマネジメントを実践するためには、以下のポイントに留意することが必要です。まず、前提条件として、自分がアサインされる仕事が必ずしもやりたい仕事ばかりではないことを認識してください。そして、慢性疾患をコントロールすることと同様に、新しい仕事を上手にコントロールすることに、自らの努力が必要不可欠であることも認識してください。モチベーションが維持できない仕事に取り組む際、実際の業務遂行の良し悪しには内的な要因（個人の内面や心理的な要素）が関与します。そのような場合は、まずは仕事の意義について考えを深めてください。先に述べた首尾一貫感覚をキーワードとして、職場で自分が置かれている状況を一貫性のあるものとして理解し、仕事の意義や価値を見出すことで、自分の役割や立ち位置を明確に把握することができるようになります。そうした結果として、モチベーションのマネジメントが可能になり、行動の方向性や目標を定めることもできるようになります。また、どうにかなりそうだ、なんとかなりそうだという感覚を高めることも、セルフマネジメントにとって大切なことです。

上記がうまくいったら、その後は行動目標を具体的に設定し、実際に行動に移してください。自分にとって達成可能な行動目標を設定し、段階的に進んでいくことで、モチベーションを維持しながら成果を上げることができるはずです。

実践のポイントを以下にまとめます。

❶ 新しい仕事を上手にコントロールするのは、自らの努力が必要不可欠であることを強く再認識しましょう。

❷ 最初は小さくてもよいので仕事の意義や価値を見出して、モチベーションマネジメントを意識して行いましょう。

❸ 行動目標を設定して、実際に行動しましょう。

【文献】

Cameron-Tucker, H. L., Wood-Baker, R., Owen, C., Joseph, L., & Walters1, E. H.（2014）Chronic disease self-management and exercise in COPD as pulmonary rehabilitation: A randomized controlled trial. *International Journal of Chronic Obstructive Pulmonary Disease*, **9**, 513-523.

Kennedy, A., Robinson, A., & Rogers, A.（2003）Incorporating patients' views and experiences of life with IBS in the development of an evidence based self-help guidebook. *Patient Education and Counseling*, **50**(3), 303-310.

厚生労働省（2017）「職場における心の健康づくり――労働者の心の健康の保持増進のための指針」[https://www.mhlw.go.jp/file/06-Seisakujouhou-11300000-Roudoukijunkyokuanzeneiseibu/0000153859.pdf]

Rice, K. L., Dewan, N., Bloomfield, H. E., Grill, J., Schult, T. M., Nelson, D. B., Kumari, S., Thomas, M., Geist, L. J., Beaner, C., Caldwell, M., & Niewoehner, D. E.（2010）Disease management program for chronic obstructive pulmonary disease: A randomized controlled trial. *American Journal of Respiratory and Critical Care Medicine*, **182**(7),

890-896.

Schneider, A., Rosenberger, S., Bobardt, J., Bungartz-Catak, J., Atmann, O., Haller, B., Kennedy, A., & Enck, P. (2017) Self-help guidebook improved quality of life for patients with irritable bowel syndrome. *PLoS ONE*, **12**(7), e0181764.

Song, Y. Y., Chen, L., Wang, W. X., Yang, D. J., & Jiang, X. L. (2022) Social support, sense of coherence, and self-management among hemodialysis patients. *Western Journal of Nursing Research*, **4**(4), 367-374

column 9

仕事と余暇のクラフティングで充実した生活を目指そう——統合的ニーズモデルの紹介

【外山 浩之】

introduction

本コラムでは、不確実性の高まっている現代の仕事環境において、労働者が健康的でいきいきと働くための有効な手段として注目されている、クラフティングに焦点を当てます。クラフティングのメカニズムを理解し、日常生活で実践することで、心身のウェルビーイングを改善し、仕事のパフォーマンスを向上させることが期待できます。

急速な技術の進歩やグローバル競争の激化、組織の変革により、現代の仕事環境は大きく変化しており、不確実性がますます高まっています。このような背景を受けて、近年、産業・組織心理学研究では、クラフティングという概念が注目されています。クラフティングとは、個人が自らのニーズや能力に合わせて、自らの生活（仕事や余暇など）を主体的に形成するプロセスを指します。

本コラムではまず、既存の代表的なクラフティングモデルであるジョブ・クラフティングとレジャー・クラフティングについて解説し、その後、近年新たに提唱された「クラフティングの統合的ニーズモデル」（de Bloom et al., 2020）についてご紹介します。

それでは、早速ジョブ・クラフティングから見ていきましょう。

1　ジョブ・クラフティング

ジョブ・クラフティングは、二〇〇一年にアメリカの産業心理学者のエイミー・レズネスキーとジェーン・E・ダットン博士によって提唱された概念です。彼女らはジョブ・クラフティングを、「個人が仕事のタスクや関係性の境界を物理的、または認知的に変更すること」と定義し、これに基づいてタスク・クラフティング、関係性・クラフティング、認知的・クラフティングという、三つのジョブ・クラフティングを区別しました（Wrzesniewski & Dutton, 2001）。

一方、ティムスとバッカー（Tims & Bakker, 2010）は、産業・組織心理学領域で労働者の健康とウェルビーイングのモデルとして広く用いられている、仕事の要求度‐資源モデル（Bakker & Demerouti, 2017）に基づいて、新たなジョブ・クラフティングモデルを提唱しました。彼らは、仕事の要求度と資源の観点から、ジョブ・クラフティングを「労働者が自らのニーズや能力、価値観に合わせて、仕事の要求度と資源のバランスを主体的に調整するプロセス」として定義しました。

このモデルでは、労働者のジョブ・クラフティングの方略として、構造的資源の増加（学習や成長の機会といった仕事の資源を追求するなど）、社会的資源の増加（上司からアドバイスやフィードバックをもらうなど）、挑戦的要求の増加（新たな仕事や責任に挑戦するなど）、妨害的要求の減少（認知的、感情的、身体的に負担のかかる仕事を減らすなど）、という四つの行動が区別されています。これらのうち、最初の三つは、より良い結果を積極的に希求するアプローチ志向のジョブ・クラフティング行動を、残る一つは、ネガティブな結果を避けることに主眼を置く回避志向のジョブ・クラフティング行動を示唆します（Zhang & Parker, 2019）。

労働者はこれらのジョブ・クラフティングをバランスよく使用することによって、自分の仕事の要求度と資源のレベルを最適化し、自らにとってより良い仕事環境を作り上げることができると考えられています（Tims et al., 2013; Toyama et al., 2023）。

2　レジャー・クラフティング

ジョブ・クラフティングに加えて、最近の研究では、仕事以外の領域におけるクラフティングも注目されています。その一つがレジャー・クラフティングです。

レジャー・クラフティングとは、余暇領域におけるクラフティングを指し、「目標設定、人とのつながり、学習、自己啓発を目的とした余暇活動の積極的な追求」と定義されています（Petrou & Bakker, 2016）。レジャー・クラフティングの具体的な例としては、余暇を通して他者と関係性を構築したり、新しいことにチャレンジしたり、自分のスキルや能力を磨いたりすることなどが挙げられます。レジャー・クラフティングに関する研究はジョブ・クラフティングに比べてまだ少ないものの、先行研究では、レジャー・クラフティングを行うことで仕事のストレスを低減し，仕事のモチベーションを高めることができる可能性が示唆されています（Petrou & Bakker, 2016; Petrou et al., 2017）。

3　クラフティングの統合的ニーズモデル――クラフティング理論の統合に向けて

これまで説明してきたモデルは，クラフティングの典型的な概念モデルとして研究で広く使用されていますが，現存するクラフティングのモデルはこれだけではありません。これらの他にも，異なる理論に基づく概念モデルも提唱されています。さらに，最近の研究では，仕事と余暇が密接に関連していることが指摘されているものの，既存のクラフティング研究ではそのほとんどが仕事領域に着目しており，余暇領域のクラフティングやアウトカムとはほとんど関連づけられていませんでした。その結果，クラフティング研究では，理論的な乖離や知見の断片化が大きな問題となりました。

この課題に対処するために，デ・ブルームら（de Bloom et al., 2020）は統合的ニーズモデル（the integrative needs model of crafting）という，新たなクラフティングモデルを提唱しました。「ニーズモデル」という名称が示すように，このモデルは人間の心理的欲求（psychological needs）を，個人のクラフティングプロセスの根本的な心理的メカニズムと見なしています。

図9-1は，クラフティングの統合的ニーズモデルを示したものです。点線から上は仕事領域を，点線から下は余暇領域を表しています。まず，「心理的欲求の乖離」から「クラフティング」へ伸びた矢印P1に注目してください。これは，特定の心理的欲求の充足に関する理想と現実の乖離（ディスクレパンシー）が，そ

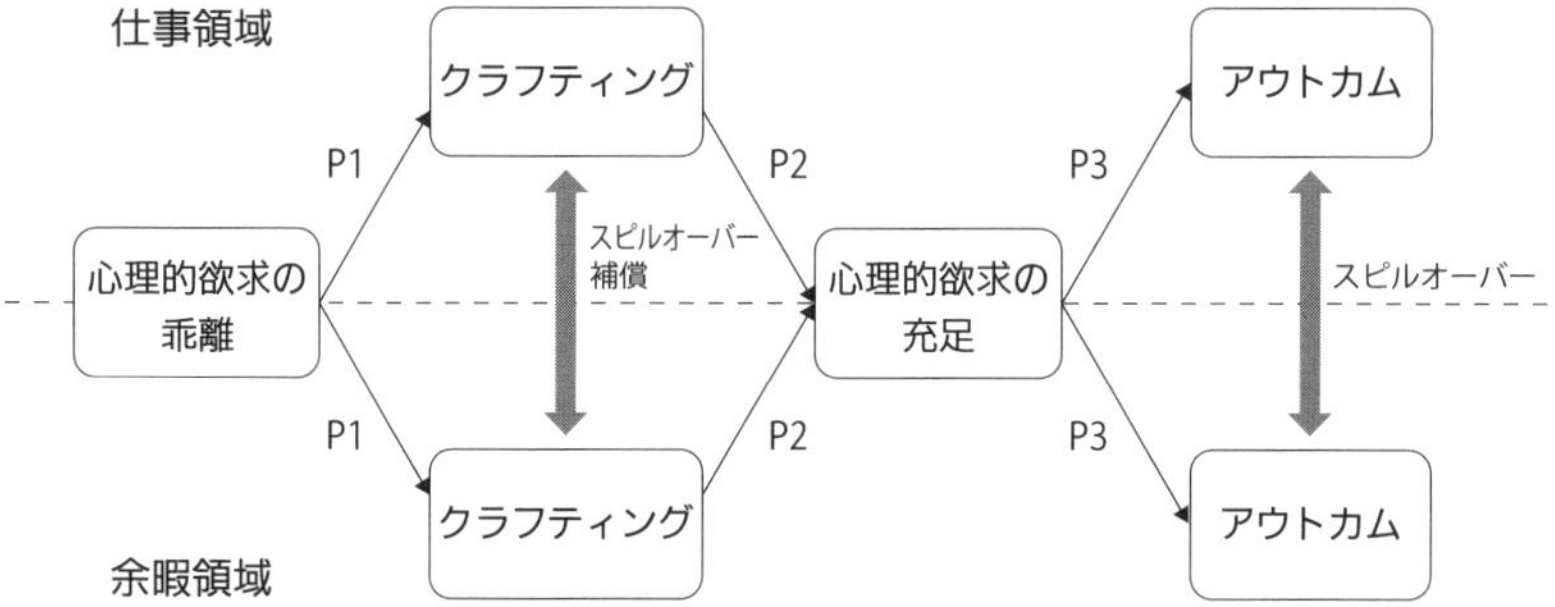

図 9-1　クラフティングの統合的ニーズモデルの概要
（de Bloom et al., 2020 をもとに著者作成）

れを解決するための行動（すなわち、クラフティングの努力）を促す、というメカニズムを示しています。たとえば、自分の行動を自分で決めたいという自律性の欲求に関して理想と現実の大きな乖離を感じている個人は、特に自律性の欲求の充足を目標としたクラフティングに取り組む可能性がある、ということを示唆しています。

一方、「クラフティング」から「心理的欲求の充足」に伸びた矢印P2は、特定の心理的欲求の充足を目標としたクラフティングの努力が、実際にその心理的欲求の充足度を増加させる可能性を高めることを示しています。たとえば、個人が関係性の欲求を目標としたクラフティングに取り組むと、それに対応した関係性の欲求の充足度が増加する可能性が高まります。続いて、「心理的欲求の充足」から「アウトカム」に伸びた矢印P3は、心理的欲求の充足が個人のウェルビーイングや仕事のアウトカムに影響を及ぼすことを示しています。つまり、効果的なクラフティングによって特定の心理的欲求が満たされると、その心理的欲求と関連したアウトカムに変化が起こるということです。

加えて、統合的ニーズモデルは、スピルオーバーや補償メカニズムによって、特定の領域のクラフティングが他の領域のクラフティングやアウトカムにも影響を及ぼすと仮定しています。スピルオーバーとは、ある特定の領域の行動が他の領域の行動に影響を及ぼす、というメカニズムを意味します。デ・ブルームら（de Bloom et al., 2020）はこのメカニズムをクラフティングに適用し、特定の生活領域でクラフティングに取り組む個人は、その他の生活領域でもクラフティングに取り組む可能性が高くなると仮定しています。

一方、補償とは、ある領域での不満を他の領域での満足を求めることで相殺する、というメカニズムを指します。心理的欲求や欲求の充足は特定の領域に特化したものではないため（de Bloom et al., 2020）、労働者のクラフティングは補償的である可能性があります。つまり、個人は特定の領域でクラフティングを行うことが難しい場合、他の領域でクラフティングを行うことでそれを埋め合わせようとする傾向があるということです。

さらに、統合的ニーズモデルは、特定の領域におけるクラフティングの効果は、心理的欲求を介して他の領域にも波及する可能性があると示唆しています。心理的欲求は特定の領域に孤立して存在しているわけではないため、特定の生活領域での心理的欲求の充足は、その生活領域のアウトカムだけでなく、他の生活領域のアウトカムにも影響を及ぼす可能性があります（スピルオーバー）。したがって、たとえば効果的なジョブ・クラフティングによって心理的欲求が満たされると、その効果は仕事領域のアウトカム（ワーク・エンゲイジメントや仕事のパフォーマンスなど）に良い影響をもたらすだけでなく、余暇領域におけるアウトカム（余暇のエンゲイジメントや私生活の満足度など）にも反映される可能性があります。同様に、効果的な余暇のクラフティングによって心理的欲求が満たされると、その効果は余暇領域のアウトカムだけでなく、仕事領域のアウトカムにも反映される可能性があります。

4　ニーズベースト・クラフティング

統合的ニーズモデルに基づいて、クヤンパーらはニーズベースト・オフジョブ・クラフティング（Kujanpää et al., 2022; Kujanpää et al., 2021）という概念を提唱しました。ニーズベースト・オフジョブ・クラフティングは、「心理的欲求の充足を目標として、労働者が彼らの仕事外の生活に主体的かつ自発的に加える変化」と定義されています。また、トゥスルら（Tušl et al., in press）は同じ理論に基づいて、ニーズベースト・ジョブ・クラフティングという対概念を提案しています。これらのモデルでは、クラフティングが目標とする心理的欲求は、DRAMMモデル（Newman et al., 2014）を用いて定義されています。

DRAMMモデルとは、余暇と主観的ウェルビーイングのメカニズムを説明するモデルで、この枠組みでは余暇活動と主観的ウェルビーイングをつなぐ心理的媒介メカニズムとして、ディタッチメント（Detachment）、リラクセーション（Relaxation〈またはRecovery〉）、自律性（Autonomy）、熟達（Mastery）、意味（Meaning）、所属（Affiliation）という、六つの心理的経験が特定されています。

「ディタッチメント」とは、仕事以外の時間に仕事に関わる思考や作業から精神的に離れる経験を指し、「リラックス」とは、低活性化と顕著な肯定的感情を伴うくつろぎの感覚を指します。これら二つの心理的体験は、特に、仕事で消費したエネルギーや資源の回復に有効とされています。

一方、自律性、熟達、意味、所属の経験は、新たな資源の獲得や既存の資源の強化に有効であると考えられています。「自律性」とは自らの選択や行動、人生を自分でコントロールできているという感覚を示唆し、

「熟達」とは挑戦から生まれる達成感や熟練の感覚を指します。そして，「意味」とは仕事における目的や意義の経験を指し，「所属」とは他者との密接なつながりやコミュニティへの関与の感覚などを意味します。

統合的ニーズモデルの理論では，労働者はこれらの心理的欲求を満たすように仕事や余暇を主体的に作り上げることで，ウェルビーイングや最適な機能を促すことができるとされています（de Bloom et al., 2020）。

ニーズベースト・クラフティングの研究はまだ始まったばかりですが，いくつかの研究で，ウェルビーイングに対する有望な効果を示唆する結果が得られています。たとえば，クヤンパーら（Kujanpää et al., 2022）は，ニーズベースト・オフジョブ・クラフティング尺度の妥当性検証において，ニーズベースト・オフジョブ・クラフティングが労働者の生活満足度，私生活領域のウェルビーイング（家庭生活におけるタスクや関係性のパフォーマンス），および仕事領域のウェルビーイング（ワーク・エンゲイジメントや仕事の満足度など）と正の関連を示していることを見出しました。また，クヤンパーら（Kujanpää et al., 2022）は，COVID-19パンデミックの状況下において，ニーズベースト・オフジョブ・クラフティングが労働者のバーンアウトに及ぼす影響を縦断研究により検討し，COVID-19危機の前後でニーズベースト・オフジョブ・クラフティングに取り組んでいた個人ほど，バーンアウトが低いことを見出しました。

さらに，最近では，経験的サンプリング法を用いた検討により，コセンクラニウスら（Kosenkranius et al., 2023）が，生活領域全体にわたるニーズベースト・クラフティングが，自己報告による概日エネルギーのレベルと正の関連を示すことを発見しました。エネルギーは，個人の最適な機能を支える重要な要因であるため，ニーズベースト・クラフティングに取り組むことで，ウェルビーイングやパフォーマンスを高めることができる可能性があります。

5　統合的ニーズモデルの応用可能性

ニーズベースト・クラフティングの概念は、人間のクラフティングの動機として普遍的な心理的欲求に着目していることから、仕事や余暇だけにとどまらず、他のさまざまな生活領域に拡張することができると考えられます。実際に私たちの研究では、クラフティングの統合的ニーズモデルを教育の背景に導入し、ニーズベースト・スタディ・クラフティングという新たな概念を提案しました（Toyama et al., 2023）。今後は、学生と労働者のクラフティングを比較したり、スタディ・クラフティングとジョブ・クラフティングのつながりを検討するなど、アイデンティティや生活領域を超えて、クラフティングを包括的に研究できるようになることが期待されます。

6　実践にあたってのポイント

クラフティングは労働者のウェルビーイングやパフォーマンス向上のための、非常に有効な手段となる可能性があります。ここでは、クラフティングを実践するにあたってのポイントをいくつかご紹介したいと思います。

まず、クラフティングは、労働者自身の主体性に基づいているとされています。したがって、組織ではクラフティングの価値を認識するとともに、労働者に十分な仕事の裁量権を与えることで、労働者がクラフティングに取り組みやすい環境を作ることができるでしょう。また、ジョブ・クラフティングとオフジョブ・クラフティングは、スピルオーバー・メカニズムを介して影響し合っているとされているため（de Bloom et al., 2020）、ジョブ・クラフティングを促すことはオフジョブ・クラフティングを刺激することにもつながる可能性があります。

一方で、クラフティングはいつでも有効な万能策というわけではなく、落とし穴があることも心得ておきましょう。たとえば、ジョブ・クラフティングは仕事のモチベーションを高めるのに有効である一方で、働きすぎを助長し、仕事と余暇のバランスに悪影響を与えてしまう可能性が指摘されています（Zito et al., 2019）。また、ジョブ・クラフティングが自分にとっては有益であるとしても、他者にとっては必ずしもそうでない場合もあります。たとえば、要求度を減らすために自分の課題を減らすという回避型のジョブ・クラフティングは、他者の仕事負担を増加させ、結果として葛藤を生じさせる可能性があることが示唆されています（Tims et al., 2015）。

さらに、自分の好みや能力に合わせて、作業の内容ややり方を調整するというジョブ・クラフティングは、個人で行う仕事では有効であっても、グループで行う仕事ではそうでない場合もあります。また、新しい課題や仕事にチャレンジするというジョブ・クラフティングは、スキルや能力の向上に役立つ可能性がありますが、思いがけず手に負えないほどたくさんの仕事を請け負ってしまうリスクもあります。こうなってしまっては本末転倒です。したがって、ジョブ・クラフティングを成功させるためには、その必要性を十分に精査するとともに、周りの人への影響や自分自身のキャパシティについてもよく考えることが大切です（Parker et al., 2019）。

実践のポイントとまとめると，以下のようになります。

❶ 組織は，労働者がクラフティングに取り組めるように，仕事に十分な自律性を与えることを意識しましょう。

❷ 労働者は，健康的にいきいきと働き続けるためには，仕事だけでなく余暇をクラフティングすることも重要であるということを意識しましょう。

❸ クラフティングを行う際には，その必要性について精査し，クラフティングに使用できる資源が十分にあるかどうかをよく考えましょう。

❹ クラフティングを行う際には，自分への影響だけでなく，クラフティングが他者（同僚）や組織全体に及ぼし得る影響についても配慮しましょう。

【文献】

Bakker, A. B. & Demerouti, E.（2017）Job demands-resources theory: Taking stock and looking forward. *Journal of Occupational Health Psychology*, **22**(3), 273-285. [https://doi.org/10.1037/ocp0000056]

de Bloom, J., Vaziri, H., Tay, L., & Kujanpää, M.（2020）An identity-based integrative needs model of crafting: Crafting within and across life domains. *Journal of Applied Psychology*, **105**(12), 1423-1446. [https://doi.org/10.1037/apl0000495]

Kosenkranius, M., Rink, F., Weigelt, O., & de Bloom, J.（2023）Crafting and human energy: Needs-based crafting efforts across life domains shape employees' daily energy trajectories. *Journal of Occupational Health Psychology*, **28**(3), 192-204. [https://doi.org/10.1037/ocp0000347]

Kujanpää, M., Syrek, C., Tay, L., Kinnunen, U., Mäkikangas, A., Shimazu, A., Wiese, C. W., Brauchli, R., Bauer, G.

F., Kerksieck, P., Toyama, H., & de Bloom, J. (2022) Needs-based off-job crafting across different life domains and contexts: Testing a novel conceptual and measurement approach. *Frontiers in Psychology*, **13**, 959296. [https://doi.org/10.3389/fpsyg.2022.959296]

Kujanpää, M., Weigelt, O., Shimazu, A., Toyama, H., Kosenkranius, M., Kerksieck, P., & de Bloom, J. (2021) The forgotten ones: Crafting for meaning and for affiliation in the context of Finnish and Japanese employees' off-job lives. *Frontiers in Psychology*, **12**, 682479. [https://doi.org/10.3389/fpsyg.2021.682479]

Newman, D. B., Tay, L., & Diener, E. (2014) Leisure and subjective well-being: A model of psychological mechanisms as mediating factors. *Journal of Happiness Studies: An Interdisciplinary Forum on Subjective Well-Being*, **15**(3), 555-578. [https://doi.org/10.1007/s10902-013-9435-x]

Parker, S. K., Wang, Y., & Liao, J. (2019). When is proactivity wise? A review of factors that influence the individual outcomes of proactive behavior. *Annual Review of Organizational Psychology and Organizational Behavior*, **6**, 221–248. [https://doi.org/10.1146/annurev-orgpsych-012218-015302]

Petrou, P. & Bakker, A. B. (2016) Crafting one's leisure time in response to high job strain. *Human Relations*, **69**(2), 507-529. [https://doi.org/10.1177/0018726715590453]

Petrou, P., & Bakker, A. B., & van den Heuvel, M. (2017) Weekly job crafting and leisure crafting: Implications for meaning-making and work engagement. *Journal of Occupational and Organizational Psychology*, **90**(2), 129-152.

Pijpker, R., Kerksieck, P., Tušl, M., de Bloom, J., Brauchli, R., & Bauer, G. F. (2022). The role of off-job crafting in burnout prevention during COVID-19 crisis: A longitudinal study. *International Journal of Environmental Research and Public Health*, **19**(4), Article 2146. [https://doi.org/10.3390/ijerph19042146]

Tims, M. & Bakker, A. B. (2010) Job crafting: Towards a new model of individual job redesign. *SA Journal of Industrial Psychology*, **36**(2), Article a841. [https://doi.org/10.4102/sajip.v36i2.841]

Tims, M., Bakker, A. B., & Derks, D. (2013). The impact of job crafting on job demands, job resources, and well-being. *Journal of Occupational Health Psychology*, **18**(2), 230–240. [https://doi.org/10.1037/a0032141]

Tims, M., Bakker, A. B., & Derks, D. (2015). Examining job crafting from an interpersonal perspective: Is employee job crafting related to the well-being of colleagues? *Applied Psychology*, **64**(4), 727–753. [https://doi.org/10.1111/apps.

12043〕
Toyama, H., Yajima, J., & Salmela-Aro, K. (2023) The role of needs-based study crafting in students' study engagement and the intervening role of psychological needs satisfaction: An application of the integrative needs model of crafting to the student context (conference abstract). The International Conference on Higher Education Teaching (ICHET-23), Espoo, Finland.
Tušl, M. et al. (in press) Needs-based job crafting: Validation of a new scale based on psychological needs. *Journal of Occupational Health Psychology*.
Wrzesniewski, A., & Dutton, J. E. (2001) Crafting a Job: Revisioning employees as active crafters of their work. *Academy of Management Review*, **26**, 179–201.
Zhang, F., & Parker, S. K. (2019) Reorienting job crafting research: A hierarchical structure of job crafting concepts and integrative review. *Journal of Organizational Behavior*, **40**(2), 126–146. 〔https://doi.org/10.1002/job.2332〕
Zito, M., Colombo, L., Borgogni, L., Callea, A., Cenciotti, R., Ingusci, E., & Cortese, C. G. (2019). The nature of job crafting: Positive and negative relations with job satisfaction and work-family conflict. *International Journal of Environmental Research and Public Health*, **16**(7), 1176. 〔https://doi.org/10.3390/ijerph1607117〕

column 10

運動が労働に与えるポジティブ効果
――創造性を高める働き方のススメ

【水本 旭洋】

introduction

運動が健康に良いことは世界共通の健康観となっていますが、仕事の忙しさや疲労から避けてしまうことはないでしょうか。しかし、運動は健康に良いだけではなく、日々の労働にもポジティブな効果をもたらしてくれます。近年では、健康のためにフィットネスクラブに通う人が増加していますが、仕事の後や休日にトレッドミルで運動を行うだけでは、労働に対して十全な効果が得られるとは限りません。本コラムでは、運動がもたらすポジティブな効果について文献をもとに紹介するとともに、創造性を高め、健康的に働くために、運動をどのように取り入れたらいいのか実践のポイントをご紹介します。

1 運動が健康に与えるポジティブ効果

「運動は健康に良い」という考え方は紀元前の古代文明から提唱され、現代に生きる私たちにまで引き継がれてきた健康観です。科学的な観点からも、長期的な運動が身体と精神の両方にポジティブな効果をもたらすことが、多くの研究を通して明らかになっています。

身体的な効果については、内臓機能や運動能力の向上が挙げられます。特に、適切な有酸素運動は心肺機能の強化に有効であることが知られており、全身の血液循環の円滑化、血管の柔軟性の向上、エネルギー代謝の向上など、さまざまな利点があります。有酸素運動については、生活習慣病リスクの軽減や健康寿命の延伸のために、週に一五〇分の中強度の運動を行うことが推奨されています（Piercy et al., 2018）。また、ストレッチングや筋肉トレーニングなどの運動は、筋肉の増加や柔軟性の向上に有効とされており、肩こりや腰痛の改善に役立つことが報告されています（Ylinen et al., 2007; Searle et al., 2015）。

現代社会の労働者はデスクワークに従事することが多くなっていますが、長時間着座を行う人ほど、生活習慣病による死亡率（Wilmot et al., 2012）や、筋骨格系障害（頸、肩、腰の痛みなど）のリスクが増加すること（Ehsani, 2017; Hanna et al., 2019）が報告されています。特に日本人は着座時間が長く（Bauman, 2011）、肩こりと腰痛の有訴者率が高い（厚生労働省、2020）ことが分かっているため、余暇に運動を行うことは非常に重要だと言えます。

精神的な効果については、認知機能の維持・向上やストレスの軽減が挙げられ、認知症やうつ病の予防につながることが分かっています（Salmon, 2001）。これは有酸素運動により血流が促進されることで、脳の神経細胞を活性化する脳由来神経栄養因子や、心地良さや安心感をもたらす幸福ホルモンが分泌されるためです。現在、日本はストレス社会とも呼ばれ、精神疾患による労災申請数が年々増加しており、二〇一一（平成二十三）年には八九三件のところ、二〇二一（令和三）年には二三四六件に増えるなど、この一〇年間を見ても、より多くの人がストレスや不安を抱えて働くようになったと言えます（厚生労働省, 2012, 2022）。精神の不調は身体の緊張や睡眠不足にもつながり、それにより、認知や意欲など精神機能の低下につながる負のループが形成されてしまいます。このストレス社会を心身ともに健康的に生き残っていくには、運動は欠かせないと言えるでしょう。

2　運動が労働に与えるポジティブ効果

運動は長期的に続けることで、生活習慣病の予防やメンタルヘルスの改善など、私たちが現在から未来にわたって健康を維持・増進するうえで、有用なさまざまポジティブ効果をもたらしてくれます。このような長期的な効果以外にも、作業記憶や問題解決、意思決定など、仕事を行ううえで重要な能力が、有酸素運動後に強化されることがさまざまな研究で報告されています。

身体運動に関する先行研究では、二十分以上の有酸素運動を一回行うことで、集中力、記憶力、注意力が強化されることが報告されています（Chang et al., 2012）。また、中強度の運動は、創造性を高めることが報告されています（Aga et al., 2021）。このような研究において、運動強度は最大酸素摂取量のパーセンテージが用いられますが、中強度の運動とは、早歩きや軽いジョギングなどが当てはまります。これらの影響は、血流の増加に伴い脳への酸素供給が増えること、骨格筋の伸縮時に分泌されるアイリシンなどのホルモンが脳に送られ、脳由来神経栄養因子が脳の神経細胞を活性化すること、また、セロトニン、ドーパミン、内因性カンナビノイドなどの神経伝達物質が、認知状態に影響を与えるためと言われています。

運動によるポジティブ効果は、運動直後に最大効果が得られ、時間とともに効果が低下していきますが、作業記憶、認知柔軟性、言語の流暢性、問題解決、意思決定などの認知機能への効果が最大で二時間ほど継続されると報告されています（Basso et al., 2017）。また、一回の運動が二〇分未満ではむしろ悪影響が生じ、低強度より高強度のほうが高い効果を得られることが分かっています。しかし、高強度の運動は怪我のリスクが高まり、身体的な疲労に繫がるので、仕事前に行う場合は早歩きや軽いジョギング程度の中強度の運動にとどめておくのが良いでしょう。

3　環境が労働に与えるポジティブ効果

労働といえば、人間工学や社会科学などのさまざまな分野で、働く環境に関する研究が行われています。そのなかで、職場環境が認知能力や創造性に与える影響について報告されている研究があります。職場環境と聞くと、綺麗で静かなオフィスでパフォーマンスを向上させる、というイメージが強いかもしれません。しかし、意外なことに、環境音や乱雑な環境、自然環境などの気を散らす要素が、創造性を高めるといった報告があるのです。

環境音についていえば、高レベルの騒音が創造性を損なうことは容易に想像できますが、低レベルの騒音（五〇db）でも処理が困難になることから、騒音レベルが低い場合や高い場合よりも、中レベルの騒音（七〇db）が、創造的なタスクのパフォーマンスを向上させる可能性があると指摘されています（Mehta et al., 2012）。七〇dbとは、一般的な会話や潮騒、夕立などの音の大きさに相当します。

乱雑な環境とは、部屋やテーブルが散らかっている状態を指します。オフィスを思い浮かべると、机の上が整理整頓されている人と、書類が散らばっている人がいると思います。整理整頓が行き届いている環境は、一見、健康や美観の観点から好ましいと思われるかもしれません。しかし、整理されているよりも乱雑な環境のほうが、創造的なタスクのパフォーマンスを向上させるという報告があります（Vohs et al., 2013）。

最後に自然環境についてですが、自然環境に囲まれていると心理的、認知的にポジティブな効果を得られ、創造性の向上や心身のストレスの低減につながることが分かっています。たとえば、窓のない地下室に観葉植物を設置すると、ストレスが低減されるだけでなく、植物のない部屋と比較して生産性が向上することが確認されています（Kim et al., 2018）。さらに、屋内の教室、自然に囲まれた屋外、自然環境を模した部屋（人工芝や壁一面の自然環境の写真を設置）では、屋外と自然環境を模した部屋が、屋内よりも創造性を高めるとされています（Chulvi et al., 2020）。

自然環境下で過ごすことによる創造性の向上は、Attention Restoration Theory（ART）で説明されています（Kaplan & Berman, 2010; Kaplan & Kaplan, 1989）。ARTでは、自然環境が人の仕事から注意を逸らし（つまり、仕事から気を散らす）、仕事による注意の消耗を停止・回復させることにより、さまざまな認知処理の側面が恩恵を受けると考えられています。創造性を向上させるためには、特定の仕事やタスクに集中するのではなく、「タスクと無関係な」情報にも注意を払うことが重要とされています。これは、環境音や乱雑な環境にも当てはまり、タスクから注意を逸らし、関連性のない情報に集中することで、創造性を向上することができると解釈できます。

4　運動環境が労働に与えるポジティブ効果

私たちの研究グループでは、スポーツリゾートにおいてスポーツを楽しみつつ働くワーケーションを、「スポーツワーケーション」と表して、その効果検証に取り組んでいます。運動によって認知機能が向上し、自然環境によって注意力の回復が行われることは、これまでの研究で報告されていることです。そのため、スポーツワーケーションでは、運動による効果と自然環境による効果を組み合わせることで、さらなる効果を生み出すことができるという仮説を置いています。これまでの研究では、運動による効果については、屋内でトレッドミルを用いた調査が行われる一方、自然環境による効果については、運動の有無は考えていませんでした。そのため、運動と自然環境を組み合わせた場合に、その後の仕事にどのような差が生まれるかについては明らかになっていませんでした。

そこで、二〇二二年三月に、二〇人を対象に、運動を実施しない場合、屋内運動を実施した場合、屋外運動を実施した場合、という三つの場合に脳がどのように活性化するか調査を行いました（Kimura et al., 2023）。この実験では、実験参加者に一〇日間参加してもらいました。一日目、二日目、六日目、七日目の四日間は、運動なしの日として創造性テストのみを実施し、三～五日目と八～一〇日目に、創造性テストの前に、屋内

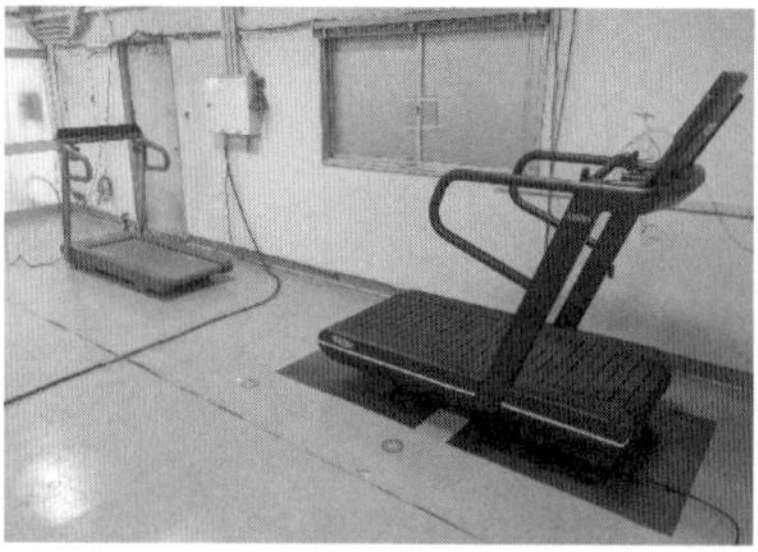

図 10-1　屋内環境

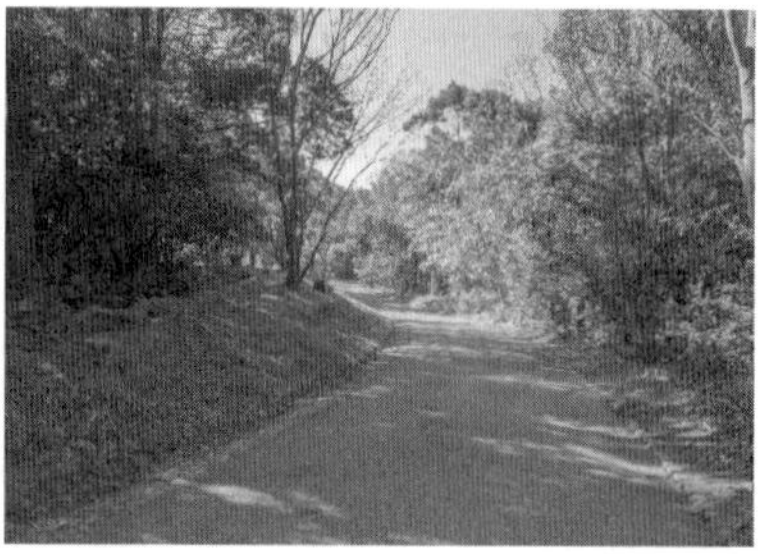

図 10-2　屋外環境（万博記念公園）

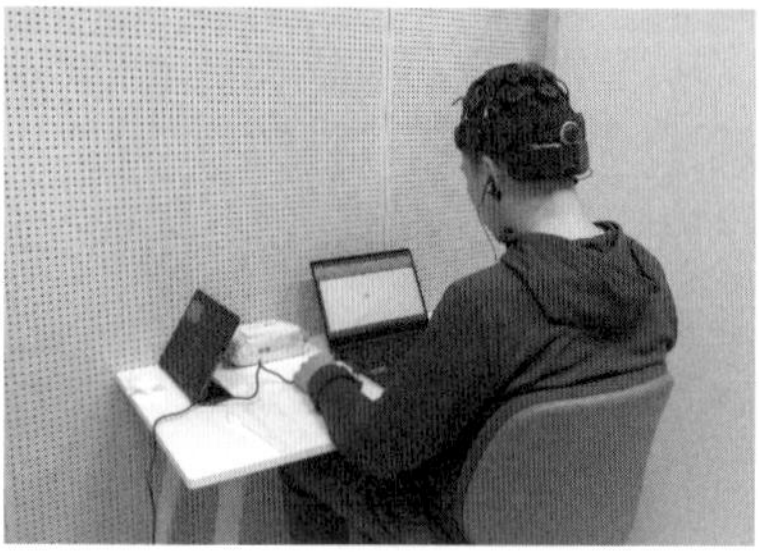

図 10-3　脳波計測の様子
（創造性テストを実施）

運動か屋外運動を実施してもらいました。屋内運動では屋内に設置したトレッドミル（図10-1）を用いて、また、屋外運動では万博記念公園の指定したコース（図10-2）を三〇分間ランニングを実施してもらい、運動後に脳波計測により、創造性テスト（AUT：Alternative Use Test）を実施中の脳波を計測しました（図10-3）。実験参加者を一〇人ずつ、前半グループと後半グループに分け、前半グループでは三～五日目に屋内運動を実施し、八～一〇日目に屋外運動を実施しました。後半グループは前半グループと順序を入れ替え、屋外運動から実施を行いました。

また、二日目の創造性テスト後にトレッドミルで自覚的運動強度（Ratings of perceived exertion: RPE〈Borg, 1970〉）と心拍数を測定し、各実験参加者に対して

表 10-1 自覚的運動強度（Borg et al. 1970）と心拍数の関係表を実験参加者別に作成

	スケール	自覚度	心拍数	歩（走）行速度	
	20	もうだめ			
	19	非常にきつい			
	18				
	17	かなりきつい			
	16				
中強度の目安	15	きつい			
中強度の目安	14		120 拍	10km/h	↑ 一分毎に速度を上げ心拍と自覚度を確認
	13	ややきつい			
	12				
	11	楽に感じる	90 拍	5.5km/h	
	10				
	9	かなり楽に感じる	80 拍	5km/h	
	8		70 拍	4.5km/h	
	7		65 拍	4km/h	
	6	安静	60 拍		
	実験参加者に標示		測定者が記載		

中強度の運動の目安を決定しました。RPEの自覚度について、表10-1を用いてそれぞれの意味を実験参加者に標示し、その後、一分毎に速度を上げながら自覚度が一四になるまで繰り返し、走行速度とHRを記録しました。記録したRPE一一～一四の走行速度と心拍数をもとに、三～五日目と八～一〇日目の屋内および屋外運動において、この範囲の走行速度と心拍数で三〇分間走るよう指示しました。

計測の結果として、図10-4のように、屋外運動後のAUT中に頭頂後頭部でのΔアルファバンドパワーが、屋内運動後と比べて有意に増加しました。つまり、屋内運動と比較して、屋外運動後に創造性に基づく認知活動が強化されることを示しています。さら

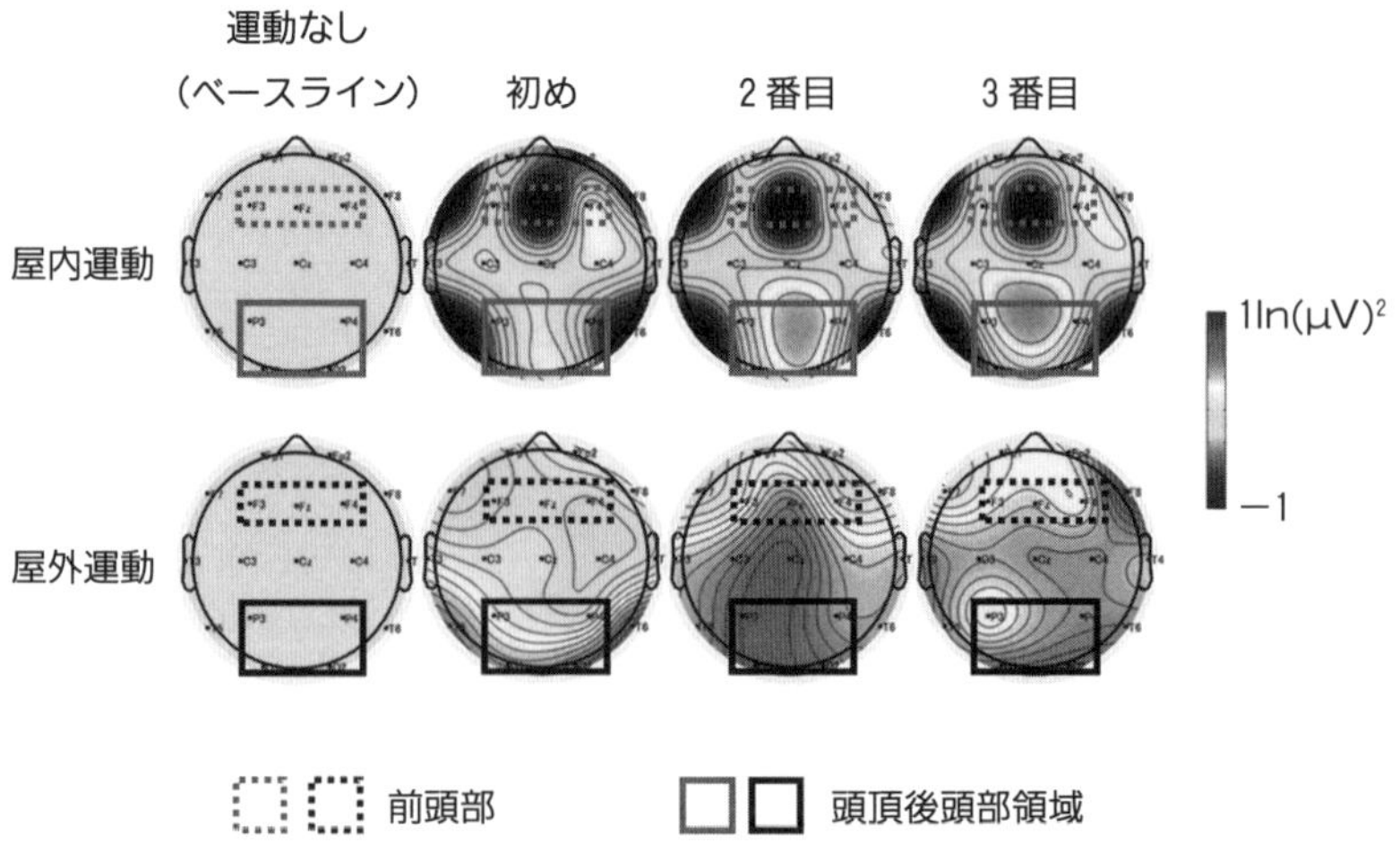

図 10-4　脳波トポグラフィ（Kimura et al., 2023）

に、この効果は屋外運動の最初の日から最終日まで、一貫して発生しました。この結果は、屋外運動の強化効果が一時的なものではなく、一貫して発生する可能性があることを示しています。このような結果から、創造性に関わる脳活動は、運動なし（ベースライン）の場合より運動後のほうが活性になるという既存研究と同様の結果が得られるとともに、屋内運動後より屋外運動後のほうが活性化することが確認できました。つまり、自然環境と屋外運動を組み合わせることで、創造性が向上する可能性があると考えられます。

5　実践へのポイント

古代ギリシャの医聖ヒポクラテスは、健康的な生活を送るためには、食事・運動・労働・休養・睡眠のバランスが大事だと説いています。しかし、現代社会を生きる私たちは、えてして仕事の忙しさから運動がなおざりになってしまい、心身の体調を崩すことが少なくはありません。

二〇二二（令和四）年のスポーツ庁の調査では、週一回以上運動やスポーツを実施する人は、生産活動を行っている二〇～六〇代の各年齢層で五〇％を下回ることが報告されています。一週間に一五〇分の運動を継続的に行うことは、現在と未来の健康を考えても非常に重要ですが、継続して行うということに対して、心理的なハードルが高いかもしれません。しかしながら、一回二〇分の中強度の運動であっても、作業記憶や問題解決、意思決定など認知機能の向上効果があり、仕事のパフォーマンスの向上にもつながるので、通勤を徒歩（早歩き）で行う、もしくはお昼休憩などで少し散歩やジョギングを行ってみるところから始めてみるのはいかがでしょうか。

また、創造性という観点からは、環境音、乱雑な環境、自然環境など、あえてタスクとは異なる対象に注意を逸らすことも重要です。都市部においては、たとえば潮騒などのBGMを流してみたり、喫茶店でアイデアを考えてみたり、職場環境に植物を設置してみるのはいかがでしょうか。

新型コロナウイルス感染症の位置づけが５類感染症に移行され、ウィズ／ポストコロナ時代に入ったことから、観光業の復活の兆しが見えています。また、コロナ禍によりテレワークが普及したことから、ワーケーションの理解も深まっています。近年では観光庁が補助金の公募を行うなど、ワーケーション環境の整備が進められています。ワーケーションでは時間管理とパフォーマンスが求められるので、仕事の前に屋外で運動を行うことで、余暇から仕事に意識的に切り替え、認知機能を向上した状態で仕事に取り組むことができると思います。社内のワークショップや研修などでスポーツワーケーションを行うと、運動と自然環境の両方の恩恵が得られるとともに、ストレスの軽減や社員間のコミュニケーションの活発化にもつながるので、取り入れてみてはいかがでしょうか。

実践のポイントを以下にまとめます。

❶ 中強度の運動（早歩きやジョギングなど）で、週に一五〇分を目安に運動を行いましょう。
❷ 仕事の前に二〇分以上の運動を行いましょう。
❸ 環境音（七〇db）や乱雑な環境、自然環境など、適度に気が散る環境で働いてみましょう。
❹ 屋内より屋外で運動しましょう。

【文献】

Aga, K., Inamura, M., Chen, C., Hagiwara, K., Yamashita, R., Hirotsu, M., Seki, T., Takao, A., Fujii, Y., Matsubara, T., & Nakagawa, S. (2021) The effect of acute aerobic exercise on divergent and convergent thinking and its influence by mood. *Brain Sciences*, **11**(5), 546.

Basso, J. C. & Suzuki, W. A. (2017) The effects of acute exercise on mood, cognition, neurophysiology, and neurochemical pathways: A review. *Brain Plasticity*, **2**(2), 127-152.

Bauman, A., Ainsworth, B. E., Sallis, J. F., Hagströmer, M., Craig, C. L., Bull, F. C., Pratt, M., Venugopal, K., Chau, J., Sjöström, M., & IPS Group. (2011) The descriptive epidemiology of sitting: A 20-country comparison using the International Physical Activity Questionnaire (IPAQ). *American Journal of Preventive Medicine*, **41**(2), 228-235.

Borg, G. (1970) Perceived exertion as an indicator of somatic stress. *Scandinavian Journal of Rehabilitation Medicine*.

Chang, Y. K., Labban, J. D., Gapin, J. I., & Etnier, J. L. (2012) The effects of acute exercise on cognitive performance: a meta-analysis. *Brain Research*, **1453**, 87-101.

Chulvi, V., Agost, M. J., Felip, F., & Gual, J. (2020) Natural elements in the designer's work environment influence the creativity of their results. *Journal of Building Engineering*, **28**, 101033.

Ehsani, F., Mosallanezhad, Z., & Vahedi, G. (2017) The prevalence, risk factors and consequences of neck pain in office employees. *Middle East Journal of Rehabilitation and Healt,* **4**(2), e42031

Hanna, F., Daas, R. N., El-Shareif, T. J., Al-Marridi, H. H., Al-Rojoub, Z. M., & Adegboye, O. A. (2019) The relationship between sedentary behavior, back pain, and psychosocial correlates among university employees. *Frontiers in public health*, **7**, 80.

Kaplan, S. & Berman, M. G. (2010) Directed attention as a common resource for executive functioning and self-regulation. *Perspectives on Psychological Science*, **5**, 43-57.

Kaplan, R. & Kaplan, S. (1989) *The experience of nature: A psychological perspective*. Cambridge University Press.

Kim, J., Cha, S. H., Koo, C., & Tang, S. K. (2018) The effects of indoor plants and artificial windows in an underground environment. *Building and Environment*, **138**, 53-62.

Kimura, T., Mizumoto, T., Torii, Y., Ohno, M., Higashino, T., & Yagi, Y. (2023) Comparison of the effects of indoor and outdoor exercise on creativity: An analysis of EEG alpha power. *Frontiers in Psychology*, **14**, 1161533.

厚生労働省 (2012) 平成二十三年度「脳・心臓疾患と精神障害の労災補償状況」[https://www.mhlw.go.jp/stf/houdou/2r9852000002coxc.html]

厚生労働省 (2020) 二〇一九年 国民生活基礎調査 (三世帯員の健康状況) [https://www.mhlw.go.jp/toukei/saikin/hw/k-tyosa/k-tyosa19/dl/04.pdf]

厚生労働省 (2022) 令和三年度「過労死等の労災補償状況」[https://www.mhlw.go.jp/stf/newpage_26394.html]

Mehta, R., Zhu, R., & Cheema, A. (2012) Is noise always bad? Exploring the effects of ambient noise on creative cognition. *Journal of Consumer Research,* **39**(4), 784-799.

Piercy, K. L., Troiano, R. P., Ballard, R. M., Carlson, S. A., Fulton, J. E., Galuska, D. A., ... & Olson, R. D. (2018) The physical activity guidelines for Americans. *Jama*, **320**(19), 2020-2028.

Salmon, P. (2001) Effects of physical exercise on anxiety, depression, and sensitivity to stress: A unifying theory. *Clinical Psychology Review,* **21**(1), 33-61.

Searle, A., Spink, M., Ho, A., & Chuter, V. (2015) Exercise interventions for the treatment of chronic low back pain: A systematic review and meta-analysis of randomised controlled trials. *Clinical Rehabilitation*, **29**(12), 1155-1167.

Vohs, K. D., Redden, J. P., & Rahinel, R. (2013) Physical order produces healthy choices, generosity, and conventionality, whereas disorder produces creativity. *Psychological Science*, **24**(9), 1860-1867.

Wilmot, E. G., Edwardson, C. L., Achana, F. A. and Davies, M. J., Gorely, T., Gray, L. J., Khunti, K., Yates, T., & Biddle, S. J. (2012) Sedentary time in adults and the association with diabetes, cardiovascular disease and death: Systematic review and meta-analysis. *Diabetologia,* **55**(11), 2895-2905.

Ylinen, J., Kautiainen, H., Wirén, K., & Häkkinen, A. (2007) Stretching exercises vs manual therapy in treatment of chronic neck pain: a randomized, controlled cross-over trial. *Journal of Rehabilitation Medicine*, **39**(2), 126-132.

column 11

こんな状況だからこそ大切にしたい身体活動

【渡辺 和広】

introduction

新型コロナウイルス感染症（COVID-19）の感染拡大により、特に緊急事態宣言中などの外出制限がある間、私たちの身体活動量は大きく減少しました。活動水準が低下することで、代謝系・循環器系の機能に悪影響があるほか、メンタルヘルスの悪化やCOVID-19への感染のしやすさにも関連する可能性が示されました。身体活動の健康への影響は以前から十分知られていたことではありましたが、コロナ禍を経験した私たちは、身体を動かすことが健康のためにとても大切であることを、改めて実感できたのではないでしょうか。職域でも、身体活動促進のための研究・実践はこれまでに多く行われてきましたが、ウィズ／ポストコロナ時代における多様な働き方を踏まえて、情報通信技術（ICT）を活用した介入を届けるなどの工夫を凝らす必要がありそうです。

1　はじめに

身体活動は、安静にしているよりも消費するエネルギーの多い、骨格筋によって生成されるあらゆる活動と定義されます（Caspersen et al., 1985）。具体的には、労働、家事、通勤・通学等の生活活動と、体力の維持・向上を目的とし、計画的・継続的に実施される運動が含まれます（厚生労働省, 2013）。これらの身体活動を適度に行い、身体活動水準を維持することは、心身のセルフケアのために欠かせません。中高強度の身体活動時間が週に一五〇分未満であることを身体不活動（physical inactivity）と言いますが、身体不活動であることは、冠動脈性心疾患、Ⅱ型糖尿病、およびがんの罹患リスクを高め、世界の全死亡の九％を説明すると言われています（Wen & Wu, 2012）。

また、身体活動の促進は、抑うつ・不安の治療・予防にも有効です（Rebar et al., 2015）。職場における主要な精神障害の予防のエビデンスを検討したメタレビューにおいては、身体活動の促進は、主要な精神障害の一次予防のための最もエビデンスのある介入の一つであることが報告されています（Joyce et al., 2016）。したがって、身体活動水準を維持することは、労働者のセルフケアとして最もお勧めできるアプローチの一つなのです。

2　コロナ禍の身体活動への影響

二〇一九年末から始まった新型コロナウイルス感染症（COVID-19）の感染拡大により、生活や働き方には大きな変化が生じ、私たちの身体活動量は大きく減少しました。二〇二〇年に北アフリカ、西アジア、欧州など世界三五の機関が参加して行われた国際調査では、COVID-19感染拡大による活動の自粛に伴い、身体活動量が三八％減少したことが報告されました（Ammar et al., 2020）。また、七四万人のウェアラブルデバイス（Withings™）から得られた歩数のデータを検討した研究では、平均歩数がロックダウン地域において二五〜五四％、日本においても一六％（五四六〇歩→四五八一歩）減少したことが報告されました（Pépin et al., 2020）。

一方で、自粛中に身体活動が増加したという人たちも、一定の割合で存在したようです（Phillipou et al., 2020）。興味深いのは、従来から（COVID-19感染拡大前から）身体活動の習慣があった人たちが自粛中でも身体活動水準を高められたのに対して、従来から不活動だった人たちは身体活動水準が低下した、という報告があったことです（Lesser & Nienhuis, 2020）。このような結果を見ると、COVID-19の感染拡大によって、従来の習慣の差がより顕著になったと解釈することもできます。しかし、多くの人にとっては、COVID-19の感染拡大は、身体活動を控えさせる原因となりました。

活動水準の低下は、特に代謝系・循環器系の機能に悪影響を及ぼすことが予想されます。たとえば、たった二週間の歩数の減少であっても、それがインスリン感受性の悪化や内臓脂肪の増加をもたらすこと、またその変化はその後の高強度の運動によっても解消されないことが報告されています（Pinto et al., 2020）。筋肉量や最大酸素摂取量（VO2max）の減少も、二週間の活動量の減少で、七～一五％に及ぶことが分かっています（Narici et al., 2020）。

また、自宅を中心とした生活は、活動量の減少だけでなく、食習慣や睡眠のリズムにも影響を与える可能性があります。私たちはコロナ禍において、今までにない長い時間を自宅等の屋内で過ごし、「外に出たくても出られない」というこれまでにない経験もしました。いつもよりも身体が重く感じたり、あまり動いていないのに食欲が増すように感じたり、あるいは睡眠のリズムが崩れてしまったりした方もいらっしゃるかもしれません。

3　コロナ禍における身体活動と健康の関連

コロナ禍のデータから得られたエビデンスも蓄積されてきました。たとえば、メンタルヘルスをアウトカムにしたものでは、コロナ禍に行われた二一の観察研究の系統的レビューが報告されています（Wolf et al., 2021）。このレビューでは、コロナ禍において身体活動量や身体活動の頻度を高い水準で維持することは、低い抑うつ・不安と関連していたこと、および中高強度の身体活動習慣の維持は、抑うつの出現を一二～三二％、不安の出現を一五～三四％抑えていたことが報告されました。

また、非常に興味深いことに、ＣＯＶＩＤ-19感染による入院のリスクと身体活動水準の関連を見た研究も報告されました。英国の一般住民三八万人を対象として行われた大規模コホート研究では、コロナ禍以前の身体活動習慣とＣＯＶＩＤ-19感染による入院との関連が検討され、中高強度の身体活動をほとんど行っていなかった人たちのＣＯＶＩＤ-19感染による入院の相対リスクは、中高強度の身体活動を週一五〇分以上行っていた人に比べて、一・三八倍（九五％信頼区間、一・一五-一・六四）であったことが報告されました（Hamer et al., 2020）。

著者らはこの関連のメカニズムとして、生活習慣が免疫系に及ぼす影響について考察しており、コロナ禍においても、身体活動水準の維持が、心身の健康の維持に大きく影響していたことが再確認されたと言えます。身体活動の健康への影響は以前から十分知られていたことではありましたが、コロナ禍を経験した私たちは、身体を動かすことが健康のためにとても大切であることを、改めて実感できたのではないでしょうか。

職域でも、身体活動の重要性は認識されており、身体活動促進のための研究・実践はこれまでに多く行われてきました。これまでの職域における身体活動の促進は、個人に対する心理教育や認知・行動的アプローチに加えて、職場環境を整備することによって、個人の行動変容をサポートする方法論が考えられてきました（Hipp et al., 2015）。つまり、これまでは、職場のなかでどのような教育や実践を行うか、ということが主な焦点でした。

しかし、ＣＯＶＩＤ-19感染拡大を契機に働き方は大きく変化しました。テレワークの普及が進み、仕事は事業場でするもの、という考え方は必ずしも当てはまらなくなりました。それに伴い、仕事関連の身体活動の在り方も変化しなければなりません。ウィズ／ポストコロナにおいて労働者の身体活動促進をサポートするためには、職場以外の領域へどれだけ支援を届けられるかが重要となると考えられます。

4　モバイルヘルスと身体活動

モバイルヘルス（mHealth）は、これまで対面、あるいは現場で組織的に実施されてきた介入プログラムを、スマートフォン等の端末を利用して届けることを指します。モバイルヘルスは、情報通信技術（ICT）を健康領域の支援に活用するイーヘルス（e-Health）の主要部として知られており（WHO, 2018）、個人への高いアクセス性と、優れた費用対効果を見込めることが特徴です。モバイルヘルスは、ユーザーに対するより良い情報の通知、高い治療（介入プログラム）へのコミットメント、および科学的根拠に基づいた実践の増加の可能性が指摘されており、行動変容および健康をアウトカムとした介入研究のエビデンスも蓄積されてきています（Price et al., 2014）。

身体活動促進のためにモバイルヘルスを活用した具体的な例としては、活動量のフィードバック、目標設定の支援、ユーザー間の活動量の競争あるいは共有、および報酬などが報告されています（Hosseinpour & Terlutter, 2019）。こうした技術は、これまでの対面での介入と異なり、即時に各ユーザーに個別化した介入を届けられることが魅力です。

私が特に魅力に感じているのが、モバイルヘルスのデータ取得とセルフモニタリングにおける強みです。たとえば、身体活動の介入を行う際、はじめにその人の身体活動量を把握するためには、調査票などに回答してもらうか、加速度計を身に着けて一定期間過ごしてもらう必要がありました。しかし、モバイルヘルスにおいては、スマートフォンあるいはスマートウォッチなどの、ウェアラブルデバイスから取得されるデジタルデータを活用することができます。これらは私たちがデータ取得やデータの記録のために努力をあまり労することなく、継続的に収集することを可能にしてくれます。

収集された膨大なデータは、機械学習・深層学習の技術とも相性が良く、私たちはそこから要約された情報を活用できる可能性があります。もちろん、情報の精度には課題もありますが、こうした技術が私たちの日々の暮らしのなかで行動と健康の関連への気づきを促し、行動変容につながることを期待しています。

5　実践へのポイント

「健康づくりのための身体活動基準２０１３」においては、一八～六四歳の身体活動の基準として、強度が三メッツ以上の身体活動を一週間に二三メッツ・時行うこと、具体的には、歩行またはそれと同等以上の強度の身体活動を毎日六〇分行うこと、が推奨されています（厚生労働省、2013）。

「メッツ」とは、安静にしている状態を一として、その何倍のカロリーを消費するかによって決まる、活動の強度を表す指標です。普通歩行が概ね三メッツに相当し、三メッツの普通歩行を六〇分間行うと三メッツ・時となります。これを七日間毎日続けると二一メッツ・時となりますので、もう少し強度の高い活動や別の活動を組み合わせれば基準に達します。

デスクワーク中心の労働者にとっては、普通に生活しているだけでは達成できない基準ですので、十分でも多く活動時間を確保できるよう意識しましょう。メンタルヘルスの改善を意識する場合には、仕事中や移動時の活動ではなく、余暇時の活動時間を確保することがお勧めです。

モバイルヘルスの利用に関しては、ツールの効果に対する科学的根拠に注意しながら利用することが大切です。現在、モバイルヘルスサービスは急速に増加していますが、その質は玉石混交です。サービスが依拠しているモデルや理論が明確になっているか、行動変容や健康アウトカムに対する効果が科学的に検証されたものであるかどうかは、ユーザーの側で判断する必要があります。また、科学的根拠に加えて、デザインの良さ、使いやすさ、個人情報がどのように利用されるのか、あるいは利用に必要なコスト（価格）など、ユーザビリティも大事な要因になってきます。

今はスマートフォンがあれば、アプリケーションをインストールして、容易にサービスを利用することができるようになりました。自身の健康をモニタリングし、保持増進していくうえでどんなサービスが役に立つのか、まずはいろいろと試してみるのがよいかもしれません。

以下に実践のポイントをまとめます。

❶ デスクワーク中心の方は、一〇分でも多く、活動時間を確保できるよう意識しましょう。
❷ メンタルヘルスの改善を意識する場合には、余暇時の活動時間を確保することがお勧めです。
❸ モバイルヘルスサービスを利用する際には、その科学的根拠に注意しましょう。

【文献】

Ammar, A., Brach, M., Trabelsi, K., et al.（2020）Effects of COVID-19 home confinement on eating behavior and physical activity: Results of the ECLB-COVID19 international online survey. *Nutrients*, 12, 1583.［doi:10.3390/

nu12061583〕

Caspersen, C. J., Powell, K. E., & Christenson, G. M.（1985）Physical activity, exercise, and physical fitness: Definitions and distinctions for health-related research. *Public Health Reports*, **100**, 126-131.

Hamer, M., Kivimäki, M., Gale, C. R., & Batty, G. D.（2020）Lifestyle risk factors, inflammatory mechanisms, and COVID-19 hospitalization: A community-based cohort study of 387,109 adults in UK. *Brain, Behavior, and Immunity*, **87**, 184-187.〔doi: 10.1016/j.bbi.2020.05.059〕

Hipp, J. A., Reeds, D. N., van Bakergem, M. A., Marx, C. M., Brownson, R. C., Pamulapati, S. C., & Hoehner, C. M.（2015）Review of measures of worksite environmental and policy supports for physical activity and healthy eating. *Preventing Chronic Disease*, **12**, E65.〔doi: 10.5888/pcd12.140410〕

Hosseinpour, M. & Terlutter, R.（2019）Your personal motivator is with you: A systematic review of mobile phone applications aiming at increasing physical activity. *Sports Medicine*, **49**(9), 1425-1447.〔doi: 10.1007/s40279-019-01128-3〕

Joyce, S., Modini, M., Christensen, H., et al.（2016）Workplace interventions for common mental disorders: A systematic meta-review. *Psychological Medicine*, **46**, 683-697.

厚生労働省（2013）「健康づくりのための身体活動基準２０１３」〔http://www.mhlw.go.jp/stf/houdou/2r9852000002xple-att/2r9852000002xpqt.pdf〕

Lesser, I. A. & Nienhuis, C. P.（2020）The impact of COVID-19 on physical activity behavior and well-being of Canadians. *International Journal of Environmental Research and Public Health*, **17**, E3899.

Narici, N., De Vito, G., Franchi, M., et al.（2020）Impact of sedentarism due to the COVID-19 home confinement on neuromuscular, cardiovascular and metabolic health: Physiological and pathophysiological implications and recommendations for physical and nutritional countermeasures. *European Journal of Sport Science*, 1-22.〔doi: 10.1080/17461391.2020.1761076〕

Pépin, J., Bruno, R. M., Yang, R., et al.（2020）Wearable activity trackers for monitoring adherence to home confinement during the Covid-19 pandemic: A worldwide picture. *Journal of Medical Internet Research*, **Jun 19**, **22**(6), e19787.〔doi: 10.2196/19787〕

Phillipou, A., Meyer, D., Neil, E., et al.（2020）Eating and exercise behaviors in eating disorders and the general population during the COVID-19 pandemic in Australia: Initial results from the COLLATE project. *International Journal of Eating Disorders*, **Jul 53**(7), 1158-1165. [doi: 10.1002/eat.23317]

Pinto, A. J., Dunstan, D. W., Owen, N. et al. (2020) Combating physical inactivity during the COVID-19 pandemic. *Nature Reviews Rheumatology*, **16**, 347-348. [doi: 10.1038/s41584-020-0427-z]

Price, M., Yuen, E. K., Goetter, E. M., et al. (2014) mHealth: A mechanism to deliver more accessible, more effective mental health care. *Clinical Psychology & Psychotherapy*, **21**, 427-436. [doi:10.1002/cpp.1855]

Rebar, A. L., Stanton, R., Geard, D., et al. (2015) A meta-meta-analysis of the effect of physical activity on depression and anxiety in non-clinical adult populations. *Health Psychology Review*, **9**, 366-378.

Wen, C. P. & Wu, X. (2012) Stressing harms of physical inactivity to promote exercise. *Lancet*, **380**(9838), 192-193. [doi: 10.1016/S0140-6736(12)60954-4]

WHO (2018) mHealth: Use of appropriate digital technologies for public health. [https://apps.who.int/gb/ebwha/pdf_files/WHA71/A71_20-en.pdf]

Wolf, S., Seiffer, B., Zeibig, J. M., et al. (2021) Is physical activity associated with less depression and anxiety during the COVID-19 pandemic? A rapid systematic review. *Sports Medicine*, **51**, 1771–1783. [doi: 10.1007/s40279-021-01468-z]

第Ⅳ部

組織開発

column 12

自律的な働き方に向けた変革と"ｉ－ｄｅａｌｓ"

【稲水 伸行】

introduction

コロナ禍もようやく収まり、オフィス出社に戻りつつある一方で、コロナ禍で経験したテレワーク（在宅勤務）を生かそうという動きもあります。結果、ハイブリッドワーク（オフィス勤務とテレワークを組み合わせた働き方）が広がりつつあるように思います。ただ、ハイブリッドワークにおいて、オフィス勤務とテレワークの最適な割合を一律に決めることは難しく、個々が時々に応じて適切な場所を選んで仕事をできるようにするというのが、一つの方向性となってきています。つまり、一人ひとりが自律的な働き方をする必要があるということです。このような自律的な働き方を実現するうえで注目を集めているのがｉ－ｄｅａｌｓ（idiosyncratic deals）です。本コラムではこのｉ－ｄｅａｌｓについて紹介します。

1　サイボウズ株式会社の働き方改革

まずは、働き方改革で成果を上げている、サイボウズ株式会社（以下サイボウズ社）の事例を見ることにしましょう。サイボウズ社は、グループウェアを主事業とする会社ですが、「東京ワークライフバランス認定企業」「ダイバーシティ経営企業一〇〇選」に認定・選出されるなど、後述するように自律的な働き方で注目される企業の一つです。一九九七年に創業したこの会社には四半世紀の歴史がありますが、どのようにしてそのような働き方を実現してきたのかを、以下では里（2018）と里ら（2019）に沿って、五つのフェーズに分けて見ていくことにします。

（1）創業期（第一フェーズ）から事業拡大期（第二フェーズ）

一九九七～二〇〇一年の創業期（第一フェーズ）では、グループウェア事業が順調に成長軌道に乗り、二〇〇一～二〇〇六年の事業拡大期（第二フェーズ）では、積極的にM&Aも仕掛け、売上高は一〇〇億円を超える規模になりました。この時期は成果主義制度がとられていましたが、社員同士の競争を不要に煽り、低い目標設定で評価点を上げる人が出るなど、社内の雰囲気は一気に悪化してしまいます。結果、二〇〇五年に離職率は二八％を超えてしまいました。毎週のように退職者を見送るような状況だったといいます。ソフトウェア開発の要は人材にあり、これでは経営は成り立ちません。ここから、離職率減少に向けた戦いが始まることになるのです。

まず、成果主義制度をやめ、経営陣が自ら社員一人ひとりと面談をしていったと言います。こうして、各自のニーズを吸い上げながら人事制度を改善する試みがスタートしました。たとえば、「子どもが小学校に入るまでの育児休暇」は、人事統括役員が社員一人ひとりと面談を行っていたところ、ある社員から「育児休暇を子どもが小学校に入るまで取得したい」という要望が出たことをきっかけに、検討が開始されたそうです。

（2）事業転換期（第三フェーズ）

二〇〇七〜二〇一一年は、事業転換期（第三フェーズ）です。会社の危機的状況を受けて経営陣で合宿を行い、ミッションを「世界一のグループウェアメーカーになる」と再定義しています。そして、これに沿ってグループウェア事業への選択と集中を進めていきました。

人事制度も次々と改善されていくことになります。たとえば、家庭を持つ社員の増加と長時間労働を背景に、選択型人事制度が設けられました。これは働く時間の多様化の一歩でもありました。二〇〇七年には裁量労働制的な成果重視型と、勤務時間を定めた年功重視型を選べるようになり、二〇一一年には、①ワーク重視型、②ライフ重視型、③ワークライフバランス型の三つから、適した働き方を選択できるようになりました。

二〇一〇年には在宅勤務制度が導入されました。これは働く場所の多様化の一歩と言えます。発端は育休明けの社員からの、「短時間勤務をしているが、会社で終わらない仕事を家でしており、在宅での仕事も認めてほしい」という要望だったといいます。そこで、社員へのヒアリングと試験運用を行った後、制度の本格導入に至りました。同年、社長自ら育休を取得したことも転機となり、制度利用者が増加し、二〇一二年には離職率が五%を切る水準にまで改善したのでした。

(3) 働き方模索期（第四フェーズ）

二〇一二～二〇一五年は、働き方の模索期（第四フェーズ）です。二〇一二年に「より多くの人が、より成長して、より長く働ける」環境づくりが掲げられ、在宅勤務制度を拡張し、働く場所、実施時間、利用回数の制約を外した、「ウルトラワーク」が開始されました。さらに二〇一四年には、先述の働く時間の三パターンと、働く場所の三パターン（オフィス等の滞在時間割合に応じた三パターン）を掛け合わせた、九パターンから選択できる制度へ拡張されました。

副業が原則許可となったのもこの頃です。実はこの制度を使い、有名企業から社員を招聘することにも成功します。この社員を招聘するには、給与面で難しかったのですが、当該社員のキャリア目標を達成できるように配慮しつつ、副業で働けるようにしたことが功を奏したそうです。

また、三五歳以下で退職後六年以内であれば復職可能とする、「育自分休暇制度」も設けられました。ある社員が、ＪＩＣＡの青年海外協力隊のため退職したのですが、社内にないスキルや文化を吸収した社員が帰ってくることはプラスということで設けられたのです。結果、離職率はさらに低下し、五%以下で安定するようになりました。一方、社外との人材の行き来を増やす、つまり人材の多様性を確保する方向の施策も出てきたと言えるでしょう。

（4）多様な働き方の推進期（第五フェーズ）

二〇一六～二〇一八年までは、多様な働き方の推進期（第五フェーズ）です。二〇一六年には「一〇〇人いれば一〇〇通りの働き方」を掲げ、「多様性」をキーワードに働き方を社会に提示するようになりました。二〇一七年からは、他社勤務の人がサイボウズ社でも業務を行う「複業採用」を開始しました。さらに、先の九区分の選択型人事制度を廃止し、新・働き方宣言制度も始まりました。働きたい時間と場所を自由に宣言し、それを実行できる制度です。このようにして、本当に多様な働き方が許容される会社となったのでした。

（5）サイボウズ社の制度導入のプロセス

このようにサイボウズ社は、一〇年単位の十分な時間をかけて、独自の制度を練り上げてきました。その発端は、極めて高い離職率という経営課題であり、それに経営者が深くコミットすることで進められました。働き方改革への並々ならぬ決意を感じさせます。

また、制度導入の仕方も興味深いと言えるでしょう。サイボウズ社の人事制度策定は、次のプロセスで行われます。まず社員からの意見・提案が行われます。これは、グループウェア上の掲示板に、書き込み等で行われることが多いようです。その書き込みに共感する人が多いと、次のステップへ進むことになります。次のステップは、ワークショップを繰り返し、草案を策定することです。提案内容に興味のある人を集めて意見を聞く機会を設け、その結果を再度掲示板に公開します。そうすると、それまで興味を持っていなかった人からも意見が集まるようになります。そして、問題点を整理しながら草案が策定されます。その草案をもとに人事部が制度設計をし、最後に社長が意思決定することになります。

　このように、ボトムアップで制度の導入が図られているのです。少なくとも一人の利用者がいれば、その人から生のフィードバックをもらえます。それを元により良い制度へと改善することができます。その結果、本当に使われる制度へと昇華されるのです。他社の真似で終わらない独自の制度の背景には、こうしたメカニズムが働いているのです。

　こうした制度導入のプロセスが機能するような組織文化を築いてきたことも見逃せません。この会社では人事制度を、①合理性、②メッセージ性、③わびさび、の三軸で必ず検討するようにしていると言います。その制度が理に適ったものであること（①）は言うまでもありませんが、人事制度を通じて経営陣の思いを伝えるとともに（②）、現場の一人ひとりの思いを重んじて柔軟に制度運用ができる（③）ようにしているのです。そして、人事制度の策定プロセスに社員が積極的に参加できるよう、経営陣には説明責任（自分が行った意思決定について説明し、他の社員からの質問に答える責任）があると同時に、従業員の側にも質問責任（自分が気になったことを質問し、自分の理想を伝える責任）があるということを、風土として定着させています。さらに、公明正大であること（公に明らかになったときに正しいと大きな声で言えること。つまり、嘘偽りなく情報交換をし、信頼関係を構築すること）が、その土台として根づいているのです。

2　i-dealsとは

サイボウズ社のような自律的な働き方の実現において注目を集める概念が、「i-deals」です。ここではｉ－ｄｅａｌｓの定義や、効果、測り方について見ていくことにしましょう。

（1）ｉ－ｄｅａｌｓの定義

従来の標準的な働き方は、「ある雇用主の管理のもと、その雇用主の事業所で、長期雇用する（される）ことを前提に、決められたスケジュール（フルタイム）で仕事をすること」と言えるでしょう。しかし、企業と労働者を取り巻く環境が大きく変化するなか、このような働き方も大きく変化しています。雇用の流動化と言われるように、転職も以前と比べて増えています。副業の解禁に見られるように、複数の企業で同時に働き、しかもプロジェクトにスポットで参加するということも増えています。さらに、コロナ禍でにわかに普及した在宅勤務（テレワーク）のように、オフィスという地理的場所にとらわれない働き方も増えています。

このような従来の標準的な働き方が崩れるなかで注目されるのがｉ－ｄｅａｌｓなのですが、これは「双方に利益になるような諸項目に関して、個々の従業員が雇用主との間で交渉した、非標準的な性質を持つ、自発的かつ個別的な合意」を表す概念で、カーネギーメロン大学のルソー教授によって提唱されました（Rousseau, 2005）。分かりやすく言えば、個々の（individual）従業員が、上司ないしは会社と、理想（ideal）とする働き方を交渉（deal）して、ある種の特別扱いを認めてもらうということです。特別扱いということですから、同じ職場の同じ地位であったとしても、異なる働き方が許されるということになります。ただ、あくまで交渉ですから、個々の従業員にとっても会社にとっても利益になる、ｗｉｎ－ｗｉｎの関係になることを目指して行われるものになります。

（2）i-dealsのもたらす効果

では、i-dealsにはどのような効果があるのでしょうか。既存研究によれば、まずPOS（Perceived Organizational Support：知覚された組織支援）、LMX（Leader-Member Exchange）、職務自律性などに効果があると考えられています。

POSとは「従業員が、組織が自分の貢献を評価し、従業員のウェルビーイングを気にかけていると考える程度」を表します。[*1] LMXとは「リーダーが特定のフォロワーと、他とは異なる独自の関係を持つこと」を示します。これらを介して、i-dealsは、職務満足や離職意思、組織コミットメント、さらには組織市民行動につながると考えられています。ちなみに、組織市民行動とは「従業員の正式な職務要件に含まれない、職場に貢献する自由裁量的行動」とされます。

このように、i-dealsは、幅広い指標に効果があると考えられているのです（Liao et al., 2016）。

（3）i-dealsの測り方

i-dealsは、採用プロセス中と採用後の雇用期間中の両方で発生すると考えられています。採用プロセス中のi-dealsは、市場原理（労働市場における適正な賃金のレベルなど）に基づいて行われるのが多いのに対して、雇用期間中のi-dealsは、雇用主との関係に基づいて行われることがほとんど

＊1　POS、LMX、組織市民行動の説明は、ロビンスとジャッジ（Robbins & Judge, 2023）に拠っています。

です。特に、一定期間働いた後で行われるものなので、雇用主も従業員もお互いについて十分な情報を得たうえで行われるものになります。そのため、採用後の雇用期間中の研究に焦点が当てられてきました（Liao et al., 2016）。

採用後の雇用期間中のi-dealsを測定する尺度が、ローゼンら（Rosen et al., 2011）によって開発され、信頼性と妥当性についても検証されています。たとえば次のような項目で構成されています。

①業務内容（Task and work responsibilities）――「（通常の仕事に加えて）自分の仕事のスキルを活かせる追加の職責を求めて、認めてもらったことがある」などの六問。

②時間の柔軟性（Schedule flexibility）――「私がお願いしたことにより、上司が私の勤務時間を指定する際、私の業務外の要望を取り込んでくれたことがある」などの三問。

③場所の柔軟性（Location flexibility）――「私の特別な事情のため、主たる事業所以外の場所から仕事することを、上司は許してくれている」などの二問。

④報酬（Financial incentives）――「私が組織に対して並外れた貢献をしたことから、上司が私の賃金を、会社の方針を超えて上げてくれたことがある」などの五問。

この尺度は、複数の国で現地語に翻訳されて利用されており、有用であることが示されています。この尺度の日本語版は、里・稲水（2023）によって作成されています。

3　コロナ禍とi-deals

最後に、i-dealsの尺度を用いた著者らの研究を紹介しましょう。[*2] コロナ禍でにわかに在宅勤務に移行せざるを得なかった企業も多かったことでしょう。必ずしも在宅勤務に適さない業種・職種であっても、在宅勤務をせざるを得なかったことも多かったと思います。コロナ禍が与えたある種のショックは、i-dealsと働き方にどのようなインパクトをもたらしたのでしょうか。

稲水ら（2021）は、コロナ禍におけるi-dealsを調査するため、二〇二〇年五月の緊急事態宣言明け直前に、ビジネスパーソン約一〇〇〇名を対象に質問紙調査を行っています。①コロナ禍以前から在宅勤務経験のあった群、②コロナ禍で在宅勤務を初めて経験した群、③コロナ禍で出社している群に分けて回答を取得し、そのうえで、「オフィス内でしかできない仕事と思うか」についても尋ね、この回答をもとに先ほどの三つの群をさらに六群（三×二）に分けて比較を行いました。この質問紙調査では、ローゼンら（Rosen et al., 2013）の尺度のうち、場所の柔軟性についても回答を求めました。

分析の結果、①の在宅勤務経験ありでは、場所の柔軟性に関するi-dealsが高いことが分かりました。コロナ禍以前の日本では、オフィス勤務が当然視されていました。そのなかで在宅勤務を認めてもらうために、i-dealsが行われていたと考えられます。次に、②のうち、オフィス内でしかできないと考え

＊2　里・稲水（2023）のものと、一部文言が異なっている点には注意してください。

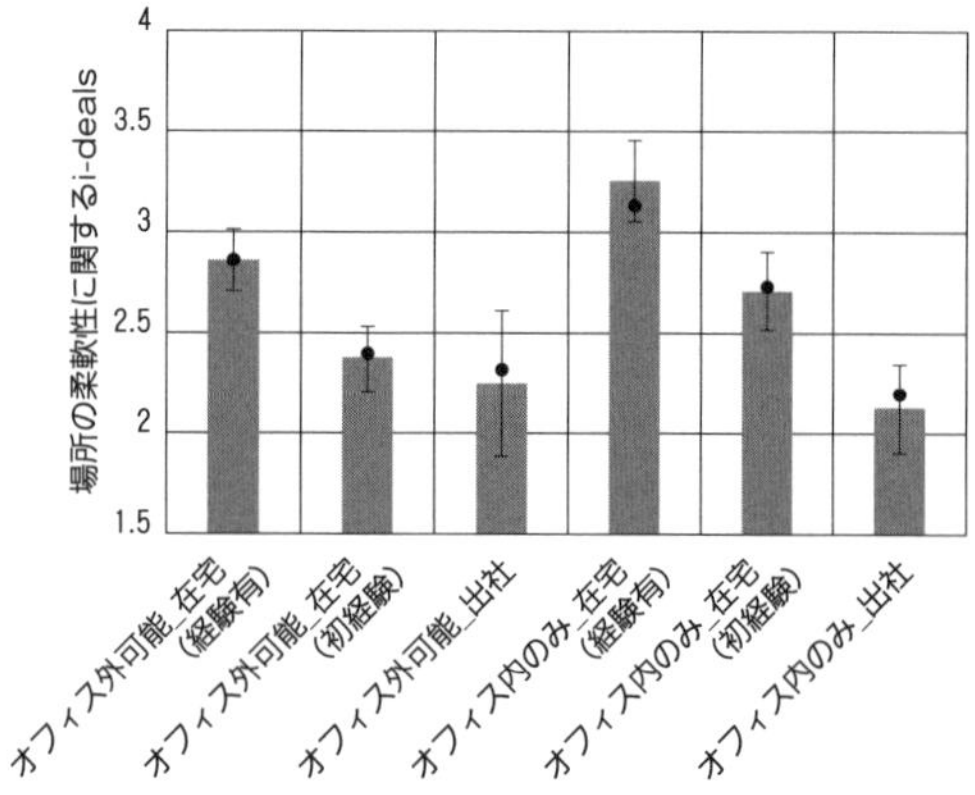

注：エラーバーは95％信頼区間。
•は重回帰分析による予測値。

図12-1　コロナ禍におけるi-dealsの比較（稲水ら，2021）

られてきた仕事であっても、初体験ながら在宅勤務をしていた人が一定数いることが分かりました。やはり、コロナ禍ということで、なかば強制的に在宅勤務に移行せざるを得なかったことがうかがえます。そして、興味深いことに、こうした人ほどi-dealsが高いということも見て取れました（図12-1参照）。確かに、オフィスで仕事ができなくなることで、思うように仕事ができなくなる不満はあったかもしれません。しかし、コロナ禍は、マネジメント側・従業員側双方にとって、働き方を見つめ直し、話し合う良い機会を提供したと言えるかもしれないのです。

4　実践にあたってのポイント

以上、自律的な働き方に向けた変革とi-dealsについて説明してきました。あなた個人という立場で実践を考えるなら、まずは自身の働き方を見つめ直してみましょう。そして、自分の理想とする働き方ができるように、上司や会社に働きかけてみてはどうでしょうか。また、あなたがマネジャーの立場であれば、部下から働き方に関する要望があった場合、否定するのではなく、どうしたらwin-winの関係を築けるのか前向きに考えるように心がけましょう。一朝一夕で実現することはできないかもしれませんが、まずは最初の一歩を踏み出し、じっくりと話し合うことが重要です。そうすればきっと個人にとっても会社にとっても、理想な働き方を実現できるはずです。

以下の実践のポイントをまとめます。

❶ まずは自身の働き方を見つめ直してみましょう。
❷ 自分の理想とする働き方の実現に向けて、上司や会社に働きかけてみましょう。
❸ もしあなたがマネジャーであれば、部下の働き方に関する要望を否定するのではなく、どうしたら会社にとっても部下にとっても良い働き方を実現できるか前向きに考えましょう。

【文献】

稲水伸行・塚本裕介・牧島満・里政幸（2021）「コロナ禍における働き方のデジタル・トランスフォーメーション」『研究 技術 計画』三六巻一号、三二‐四六頁［Doi: 10.20801/jsrpim.36.1_32］

Liao, C., Wayne, S. J., & Rousseau, D. M.（2016）Idiosyncratic deals in contemporary organizations: A qualitative and meta-analytical review. *Journal of Organizational Behavior*, **37**(S1), S9-S29.［Doi: 10.1002/job.1959］

Robbins, S. P. & Judge, T.（2023）. *Organizational behavior*（*19th, global ed.*）. Harlow: Pearson.

Rosen, C. C., Slater, D. J., Chang, C.-H., & Johnson, R. E.（2011）Let's make a deal. *Journal of Management*, **39**(3), 709-742.［Doi:10.1177/0149206310394865］

Rousseau, D. M.（2005）*i-deals: Idiosyncratic deals employees bargain for themselves*. M.E. Sharpe.

里政幸（2018）「多様な働き方に向けた進化プロセス――サイボウズ社の事例分析」『組織学会大会論文集』七巻二号、三八－四三頁［doi: 10.11207/taaos.7.2_38］

里政幸・稲水伸行（2023）「日本語版 i-deals 尺度の開発」『経営行動科学』三五巻一・二号、一－一九頁

里政幸・稲水伸行・生稲史彦（2019）「サイボウズ株式会社に見る多様な働き方の実現プロセスの事例」『MMRCディスカッションペーパー』五〇七号［http://merc.e.u-tokyo.ac.jp/mmrc/dp/pdf/MMRC507_2019.pdf］

column 13

ナッジでどっち?
——ナッジ理論で働き方改革

【原雄二郎】

introduction

二〇一七年のノーベル経済学賞を受賞した「ナッジ理論」をご存知でしょうか。ナッジ理論は人がある行動を意思決定するときに、どのようなプロセスがあるかといった研究から生まれた理論です。ナッジ理論に基づいてある構造を用意すると、人は自動的に望ましい行動をとるように後押しされることが明らかとなりました。社内の働き方改革や健康行動の増進の施策を実施しても、なかなか浸透しないことがあるかもしれません。そうした際に、ナッジ理論に基づいた施策を組み入れることによって、従業員や経営陣が自ら進んで実践するようになったら素晴らしいですね。

1　ナッジ理論とは

ナッジ（nudge）はあまり聞きなじみのない言葉かもしれません。日本語では，肘でそっと突く，軽く押す，（うまく言い含めて）もっていく，というように訳すことができます。

人は日々いろいろな行動をとっています。当然，その行動を選択する自由はその人自身にあるわけですが，どうしてその選択をしたか，論理的に正しいこともあればそうでないこともあります。たとえば，肥満傾向の人で，頭では野菜を食べなくてはならないと理解している人は大勢います。でも，実際にランチで食堂に行くと，バランスの悪い「丼物」や「麺類」に手を伸ばしてしまうのが人間というものです。もし，ここで保健師さんが見張っていて，「それは食べてはダメ！」「もっと野菜を摂りなさい！」と言ったとしたらどうでしょう。素直に従う人もいるかもしれませんが，反発を買うことも十分に想像できます。もっとも，営業妨害と食堂のほうからクレームが来るかもしれません。そのような押し付けではなく，知らず知らずのうちに，「そっと背中を押されて」身体にとって正しい選択をして，野菜を多く摂るようになったら素晴らしいと思いませんか。このように，強制することなくそっと背中を押す構造を作り，自発的に人々の行動を変容させるアプローチが，ナッジ理論なのです。

ターラとサンスティーン（Thaler & Sunstein, 2008）はナッジを，「他の選択肢を禁止したり経済的なインセンティブを明らかに変えることなく，人々の行動を予測できる形で変化させる，あらゆる選択構造（choice architecture）のあらゆる要素である」と定義しています。ナッジ理論を考える際には，他の選択肢を消去してある選択肢しか選べないようにしたり、ある選択肢をとると大きな経済的なインセンティブが発生するようなことがないことが前提となります。「選択構造」というのも日本語としては分かりにくいのですが、誰かの何かを選択する決断をこっそりと後押しするための構造、と考えるとよいでしょう。逆に言うと、「ナッジ」になる構造を作ることで、人々に望ましい行動をとってもらいやすくすることができるのです。

先ほどの食堂の例でいえば、野菜類を入り口付近の一番取りやすいところに置く、一番多くの人が選択する日替わり定食に、あらかじめ十分な量の野菜を含めておくといった構造を作ると、野菜の摂取量が増える可能性が期待できます。そして、ナッジ理論の前提としては（これらの方法の善し悪しではなく）、「野菜を食べたら一〇〇円引き！」といった経済的インセンティブや、食堂には「サラダしか置かない」といった、他の選択がないような状態を作って促すということではありません。

2　ナッジ理論の実例

実際に、ナッジ理論はあらゆるところに利用されています。知らず知らずのうちに取り組まれていることも多いでしょう。

（1）オランダのスキポール空港のトイレ

男性用の公衆トイレに行くと、小便器の周りがぬれていることが多いことに気づきます。多くの男性は、用を足すときにどこを狙うかにはあまり注意を払っていないようです。オランダのスキポール空港でも、清掃費用もかかるし、この問題には頭を痛めていたそうです。あるときに、ハエの模様を小便器に付け、狙いをつけやすくすることを思いつきました。その結果、清掃のコストが何と八〇％も削減したとのことです。多くの男性は、狙いができたことで、強制されることもなく、自主的に便器の外を濡らさないようになったというわけです。我が国のトイレでも、小便器に的などのマークが描かれているケースが増えてきました。また、「いつもトイレをきれいに使っていただきありがとうございます」といった張り紙がありますが、この張り紙を読むと知らず知らず、きれいに使おうとする行動に結びつくようです。

（2）成人の食行動への効果

アルノとトーマス（Arno & Thomas, 2016）によると、ナッジ理論に基づく介入を行った三七の研究において、平均して一五・三％も、健康的だったり栄養のバランスの良い食事を摂る行動が向上したとの結果が明らかとなりました。私たち産業保健職は、健康診断の結果等に基づき食事の指導なども行います、が、それでもなかなか人々の行動を変えることは難しいのが実情です。構造を変化させるだけで、これだけ人の行動に影響を及ぼすことができるというのは驚きです。

（3）コロナ禍で見かけたケース

コロナ禍のいわゆる「三密」回避の流れのなかで、エレベーターの利用が「何人まで」という張り紙をよく見かけました。さらに一部のエレベーターの床には、足跡マークが人数分、しかも方向がお互い向かい合わせにならないように表示されていました。足跡があると無意識に合わせたくなり、そうすることで自然と人数と距離を保つことが可能となります。

3　ただし悪用は厳禁！

ナッジ理論に基づくと、ある行動を促しやすくなります。ただ、基本的には、倫理的に正しいと思われる行動に導くのが目的であり、何かを売り込みたい、強制したい、といった悪用は厳禁です。ナッジ理論によると、ある行動を促す際に、その選択肢を簡単にとりやすくすると、選びやすくなるというのがあります。健康情報を社内メールで送付する仕組みを作るとして、その登録を「期限までに回答がない場合は登録をする」という設定にすると、わざわざ回答をするのが面倒であるため、多くの人はそのまま登録することになり、有益な健康情報のメールが届くようになります。

これを悪用し、たとえば、ストレスチェックの結果の会社への開示の際に、「期限までに特別な申し出がなければ会社に開示する」としてしまえば、本当の意味での同意を得ず、情報を会社に提供してしまう可能性が高まるため、行ってはいけません（当然、厚生労働省のマニュアルにも明記されています）。

4　実践のポイント

人々をそっと促すナッジ理論ですが、現場への応用に関しては、イギリスのThe Behavioural Insights Teamのハンドブックに、四つのシンプルな方法が公開されています。とても分かりやすいので、それに基づいてポイントをお示しします（Service et al., 2014 を元に筆者が翻訳，一部改変）。

（1）簡単に！（Easy）

誰しも，ある行動をとろうと思ったけれどもできなかった，という経験はあるのではないでしょうか。それは家の片付けや，電力会社を切り替えてより電気代をお得にするといった，比較的小さなことかもしれません。一方で，個人年金を始めたり，遺言を書いたり，大学入試に出願したりと，人生にとって本当に重要なこともあります。一見無関係な細部によって，行動が面倒になったり努力が必要になったりすると，その行動を先延ばししたり，場合によっては無期限に先延ばししてしまいます。したがって，第一に，どうすれば何かをしやすくなるかを考えることが大切です。以下のような方法が参考になります。

①デフォルトの力を利用する

人は最初から決まっているものを，選びやすい傾向があります。たとえば，電力プランや携帯電話の通話プランを，契約時と同じ契約のまま，ずっと続けている人も多くいるのではないでしょうか。望ましい行動をあらかじめ設定しておくことで，選択をしなくて済み，望ましい行動をとることになります。もちろん，人々にとって何が望ましい行動なのかについては，十分な考慮が必要です。

②サービスを受ける際の「面倒な要素」を減らす

これも有効です。サービスを受けたりある行動を実行するために必要な労力は，しばしば人々を尻込みさせるものです。必要な労力を減らすことで，利用率や回答率を高めることができます。たとえば，健康に関するアンケートを取る際に，アンケートページのアドレスを送付するのではなく，直接アンケートページのリンクを送ることで、回答率を高めることができます。

③メッセージはできるだけ簡潔にする

複雑なものはできるだけ簡単に行動できるように、細かく具体的にして、理解しやすいようにします。アンケートの質問紙を簡潔に具体的に記載することで、回答率が上がります。付随して、問い合わせや確認の手間を減らすことにもつながります。

複雑な目標に対しては、それをいかに簡単な行動に落とし込んでいくかが大切です。人は、簡単なステップを踏むことで変化を起こしやすくなり、より簡単な情報からのほうが学びやすいという性質があるからです。たとえば、「禁煙」という目標に対しては、そのままでは複雑で、どのように行動をするかが分かりにくいと思いますが、「禁煙グッズを注文する」「禁煙外来の予約をする」といった、より簡単で具体的な行動に落とし込みます。他の例では、「健康的な食生活を送るようにする」というメッセージを、「一日五食にする」という、より簡単な行動に落とし込みます。そうすると、単に簡単にメッセージが理解できるというだけではなく、達成できるように感じます。日本では「糖質制限」が一世を風靡しましたが、「食生活に気をつけて痩せる」という複雑な課題に対して、「糖質を減らす」という具体的で簡単、そして容易に実行できそうと思わせるメッセージが、いかに大きく人を動かしたかが分かります。

（2）魅力的に！（Attractive）

ある行動をとってもらうには、その行動を魅力的にする必要があります。そのためには、注意を惹くことと、魅力をアピールすることが大切です。

①目新しくて単純で、身近なものを使う

人は、目新しくて単純で、身近なものに注意を惹き付けられやすいとされています。したがって、人の注意を惹き付ける工夫としては、図を使ったり、色を鮮やかにしたり、あるいは感情に訴えかけたり、あえて手書きのコメントを書いたりすることが考えられます。

また、個別化（パーソナライゼーション）することで、注目を集めやすくなります。たとえば、通り一遍の文章に個別の名前を入れることで、注意を惹き付け、「自分にとってこれがどのような意味を持つのか」を想像しやすくなり、アンケートの回答率が上がったりします。

②インセンティブを付ける

人はインセンティブが働くと特定の行動を起こしやすくなることは、よく知られています。たばこに対して課税をしたり、逆に禁煙外来の受診に対して補助金を出したり、といったことで行動変容を促すという手法は、いろいろと用いられてきました。このようなインセンティブのいわゆる「飴」と「鞭」は、最大の効果を上げるように設定します。金銭的なインセンティブは確かに魅力的ですが、ゲーム性をもたらすとより効果があり、コストがよりかからない可能性があります。

また、インセンティブについて、もう少し広くとらえる必要がある場面があります。最終的なインセンティブが同じであっても、方法によって魅力的になったり、そうでなくなったりすることがあるからです。たとえば、あるインタビューに答えてもらいたいときに、メールと電話を比較すると、メールのほうが記録が残るため電話に比べて正直に答えてくれないという考え方もありますが、その回答が人に言いにくいような内容だと、メールのほうが電話に比べて正直に答えてくれるということもあるようです。

このように、方法や反応を加味して、最大に効果を上げるためのインセンティブを設定する必要があります。

（3）社会的に！（Social）

人は社会的動物です。私たちは周囲の人々の言動に、大きく影響されるものです。自分と同じような家庭で、自分よりエネルギー消費量が少ない人がいることを知れば、自分のエネルギー消費量を減らすように行動します。また、同僚がそうしていれば、エレベーターより階段を使うようになります。

私たちは、他の人々によって支持された製品やサービスに対しては、割高な料金でも、つい支払ってしまいます。それが、オンラインの口コミシステムがこれほど成功を収めている理由と言えます。

また、人に対して「〇〇をやります」と口に出すと、それをやらなければならない義務のように感じます。このような性質を活用することができます。

①社会規範を利用する

社会規範とは、特定の社会や集団の価値観、行動、期待のことです。社会規範は、私たちの行動に対する（時に暗黙の）指針となります。具体的には、周りの多くの人が正しい行動をしていることを示します。ある場面でどのように振る舞うのが正しいのかを伝えることで、同じように行動しやすくします。

②社会的ネットワークを利用する

私たちは社会的関係のネットワークにも組み込まれています。そして、私たちがネットワークのなかで触れるようになった人々は、私たちの行動に強力な影響力を持っています。このようなネットワークのほとんどは有機的に発展し、いったん構築されると、独自の力学を発達させる可能性が高まります。特に、人は互恵関係や相互扶助に対する強い本能を持っていることが分かっています。

つまり、同じ目的を持った人同士を結び付け、ネットワークを作れば、後は自然に広がり、望ましい行動が広がる可能性があります。すでにネットワークが存在する場合には、そのネットワークを支援することも有用です。

③約束を利用する

人との約束はできるだけ守りたいもの。約束を利用して行動を促します。たとえば、禁煙を多くの人の前で宣言することで、自分自身の禁煙行動を促すことができます。人が集まれば集まるほど、重みが増します。古くからある結婚式で行う宣言には、良い結婚生活を送るために多くの人の前で約束をして、多くの人を招いて重みを増しているとも考えられます。

（4）タイムリーに！（Timely）

刺激がいつ起こるかによって、私たちは異なる反応を示すものです。たとえば、引っ越しや結婚、子どもの誕生、近親者の死などの大きな変化の時期に、私たちは習慣を変える傾向があります。また、私たちの意思決定や考え方、行動は、その時々に経験する考え、物、人に影響されることが多くあります。毎年行われるストレスチェックも、ストレスチェックの実施のタイミングによって結果は大きく左右され、高ストレス者と判定された人も、医師面接を行う一カ月後には、すっかり落ち着いていることはよくあります。つまり、介入におけるタイミングは、とても大切です。

①一番気になっているときに促す

普段は禁煙ができなくても大きな病気をすると禁煙ができるように、同じことをしても、タイミングが違うと効果も大きく異なります。

②利益やコストは即時性を意識する

人は、後でかかるコストやもらえる利益よりも、直ちに得る利益に影響を受けます。

③具体的な目標を立てられるように支援する

やりたいと思うことと実際に行動することには、乖離があります。行動を促すためには、妨げている要因を見つけ、具体的な行動計画を立てさせることが有効です。

実践のポイントを以下にまとめます。

❶ 簡単に！（Easy）――人々が行動をとりやすくするように、できるだけ簡単に行動できるような工夫をしましょう。

❷ 魅力的に！（Attractive）――人々の注意を惹きつけるよう、魅力をアピールしましょう。

❸ 社会的に！(Social)――人々の社会性に働きかけ、「皆を見て自分も行動する」ように促しましょう。

❹ タイムリーに！（Timely）――「鉄は熱いうちに打て」の格言どおり、機を逃さずタイムリーに介入しましょう。

5　おわりに

本コラムでは、ノーベル賞経済学賞を受賞したナッジ理論をご紹介しました。健康経営や働き方改革を考えたときに、職場の人々を望ましい行動に促したい場面は多々あろうかと思います。その際に、ナッジ理論を参考に、「E（簡単に！）A（魅力的に！）S（社会的に！）T（タイムリーに）」を意識して施策を立案し、自然といきいき職場に導いてください！

【文献】

Arno, A. & Thomas, S.（2016）The efficacy of nudge theory strategies in influencing adult dietary behaviour: A systematic review and meta-analysis. *BMC Public Health*, **16**(1), 676.

Service, O., et al.（2014）Executive summary. *EAST Four simple ways to apply behavioural insights,11th ed.* The Behavioural Insights Team. pp.4-6.

Thaler, R. H. & Sunstein, C. R.（2008）*Nudge: Improving decisions about health, wealth, and happiness.* Yale University Press.

column 14 多様な従業員の効果的な協働を引き出すインクルージョンとは

【森永雄太
麓　仁美】

introduction

多様な従業員の「いきいき」を高めるために、管理者はどのように振る舞えばよいのでしょうか。本コラムでは、職場における多様性を活かすためのキーワードとして、「インクルージョン」と、インクルージョンを高めるリーダーシップである「インクルーシブ・リーダーシップ」という考え方を紹介します。

1　はじめに

少子高齢化の進展を背景に、組織における労働力の多様化に注目が集まるようになってきました。多様化した組織では、多数派の従業員が健康でいきいきと働けるだけでは、組織全体の健康・いきいきを実現できません。職場における健康・いきいきを考えるうえでは、多様な従業員が上手に協働できるマネジメントを模索していく必要があります。

この点、経営学では、多様性を高めることの難しさや、多様性推進が引き起こすジレンマの存在が指摘されるようになってきました。それは、多様性が高まることが組織内で多様な情報が飛び交うことにつながり、情報と情報の新しい結びつきを生じさせることで、創造性の発揮やイノベーションを生み出すという正の影響が期待できる一方で、負の影響、すなわち職場内のサブグループ間で対立が生じて、少数派の離職に結びついたり、有益な情報交換が行われなくなってしまったりすることがあることも、明らかにされるようになってきたからです（林ら、2019）。

これらを踏まえると、多様化がある程度進んできている現代の組織では、成員の多様化をさらに推進するような取り組みだけではなく、多様な人材の適切な協働を促し、多様な人材がいきいきと働くことで組織成果を高める職場づくりを進めていくことが求められています。

以下では、まず映画を素材に、多様な従業員の協働がうまくもたらされない事例を紹介します。その後、インクルージョンとインクルーシブ・リーダーシップの考え方とその研究動向を紹介します。最後に、実践へのヒントを提示していきます。

2　映画『クレイマー、クレイマー』に学ぶ

映画『クレイマー、クレイマー』は、ダスティン・ホフマン扮するテッドとその息子がフレンチトーストを作るシーンが印象的な、一九七九年公開の米国の映画です。映画では、妻との離婚騒動によって、子育てと仕事の両立に直面することになったテッドの奮闘が描かれます。テッドは、何とか仕事と子育てを両立し

ようと試みますが、なかなかうまくいきません。この映画では、勤務時間後に職場で懇親パーティーが開かれるというシーンがあり、子どものお迎え時間が迫っているテッドは、パーティーには参加できず急いで帰宅せざるを得ない、という様子が描かれています。

職場で懇親パーティーを開催することは、一見すると多様な従業員の協働を促すための有効な取り組みのように思えます。しかし、就業時間後の遅い時間に開催されるパーティーに参加できる人は限られています。その結果、育児中のテッドは参加できず、職場でのコミュニケーションはいっそう難しくなり、仲間に入れていないという思いを強くしてしまう可能性があります。

特に映画で描かれているわけではありませんが、職場でのパーティーを開こうと企画した側は、従業員を大事にしたいとか、社員間の交流を深めたいといった動機で、パーティーを企画したのではないでしょうか。しかし、企画者のそのような思いは、残念ながらテッドには届いていません。また、もしこの会社に他にも子育て中の社員や介護中の社員がいれば、その人たちにも届いていなかったと考えられます。

このシーンから私たちは、このような取り組みが意図せざる結果をもたらすことがある、ということに気づくことができます。組織で働く従業員は、性別、国籍、宗教、専門性や価値観などの多様性を、組織に持ち込みます。働く人が多様化した組織では、懇親会ひとつとっても、開催する時間や形態を問い直す必要があるのかもしれません。

3　インクルージョンという考え方

このようにいうと，古くからわが社では「和」を大事にしてきた，という企業も多いかもしれません。しかし，同質性の高い人々が一致団結するというのではなく，異質である人同士が一つにまとまるために，これまでとは異なる観点に注目する必要が生じてきています。特に多様性が高まった組織では，経営者や管理者の側が，インクルージョンを実現できていると思っているけれど，従業員側（の一部）はそうは感じていない，という状況が起きやすいので注意が必要です。

このような状況を理解するうえで，経営学で近年浸透してきたインクルージョンの概念を理解することがとても有効です。図14-1をご覧ください。ショアら（Shore et al., 2011）の整理によると，従業員のインクルージョンは，「職場に所属する一員として認められていること」と，「自分が組織に持ち込む独自性の価値が認められていること」の，二つの要素が同時に満たされることが必要とされています。逆にいえば，ショアらの定義に従う限り，それ以外の状態は「真」のインクルージョンとは言えません。上述した条件の両方ともを満たしていない「排他」をインクルージョンと勘違いする経営者や管理者は少ないかもしれません。しかし，一方が欠けている「分化」や「同化」も，真のインクルージョンではないという点に気をつける必要があります。

独自性の価値が認められている程度 ＼ 職場の一員として認められている程度	低	高
低	**排　他** 職場の一員として認められておらず，自分の独自性や能力も組織の成功のために必要とされていない	**同　化** 職場の一員として認められてはいるが，自分の独自性や能力は組織の成功のために必要とされていない，あるいは自分の独自性を発揮しないことで仲間として認めてもらえる
高	**分　化** 自分の独自性や能力は組織の成功のために必要とされているが，職場の一員としては認められていない	**インクルージョン** 職場の一員として認められており，自分の独自性や能力は組織の成功のために必要とされている

図 14-1　インクルージョン（包摂）の 2 側面（Shore et al., 2011 をもとに著者作成）

（1）同化

まず「同化」です。これは、「自分らしさを押し殺した人だけを仲間に入れてあげるよ」という状態を指します。たとえば、日本の文化に慣れ親しんで育ってきた社員にとっては、八月十三〜十五日までの一斉休暇は心地良い働き方かもしれませんが、他文化の下で育ってきた社員にとっては不要かもしれません。むしろ別の時期に柔軟に休めないことで、不便を強いている制度と言えるかもしれません。もし、外国籍の従業員が「不便だな」と感じているのに、他文化の視点から意見すると疎まれるのではないかと危惧して、声を上げていないとしたら、「同化」に陥っている可能性があります。

このような「同化」状態の場合、一見するともめ事が起きているわけではないので、組織のなかに問題がないように見えてしまう、ということに注意する必要があります。

（2）分化

「分化」は，チーム内で自分ならではの貢献が求められているものの，本当のメンバーとして受け入れられているとは感じていない状態を指します。よそ者扱いされているとか，浮いてしまっている，というようなケースが挙げられます。お互いの仕事の成果を尊重するにはするけれども，お互いに干渉はしないという状態に陥ってしまうと，効果的な協働にならず，イノベーションにも結びつきません。また，それぞれの領域を任せっきりになれば，支援の必要性が生じていても気づかれにくくなったり，成果に悪影響を及ぼしたりすることも出てくるでしょう。

このように，一見，多様な人材が共存しているように見える職場でも，必ずしもインクルージョンが実現されていないケースがあるので注意が必要です。

4　インクルージョンを実現するリーダーシップ

では，インクルージョンを実現するために，組織はどのようなマネジメントを実践する必要があるのでしょうか。ここでは，経営学の世界で注目されつつある，インクルーシブ・リーダーシップという考え方を取り上げて紹介したいと思います。

インクルーシブ・リーダーシップに関する初期の代表的研究として，ネムハードとエドモンドソン（Nembhard & Edmondson, 2006）による Leader inclusiveness が挙げられます。この研究では Leader inclusiveness を，「他者の貢献を歓迎し、評価していることを示すリーダーやリーダーの言動」（p.947）と定義しています。そして、リーダーが職場でインクルーシブに振る舞うことで、職場の議論や意思決定に、多くの人の考えや視点を盛り込むことが可能になると主張しています。

最近では、ランデルら（Randel et al., 2018）が、先に紹介したショアら（Shore et al., 2011）のインクルージョンの考え方に従って、インクルーシブ・リーダーシップを再定義しています。そして、インクルーシブ・リーダーシップには、①すべてのグループメンバーが職場への所属感を認知することを促す一連の行動と、②グループのプロセスの成果に貢献しながら個人としての感覚（独自性）を保持することに焦点を当てた一連の行動の、両方の行動をとる点に特徴があると説明しています。

また、ランデルら（Randel et al., 2018）は、インクルーシブ・リーダーシップが従業員の行動的成果である創造性の発揮や、職務業績の向上、離職の減少に結びつくメカニズムとして、以下のようなモデルを提示しています（図14-2）。まず、リーダーのインクルーシブ・リーダーシップは、インクルージョンの各次元を高めると考えています。そしてこのインクルージョンが、二つの経路を介して行動的成果に結びつくと想定しています。

一つは、インクルージョンがメンバーのチームへの同一性（アイデンティフィケーション）を高めるという経路です。チームへのアイデンティフィケーションが高い従業員とは、仕事集団のアイデンティティを自分のアイデンティティに取り込んだ従業員のことを指し、結果として、自分が所属する集団を好意的に評価するようになるほか、集団に貢献したいと考えるようになると考えられています。

もう一つは、インクルーシブ・リーダーシップが、部下の心理的なエンパワメントを高めるという経路で

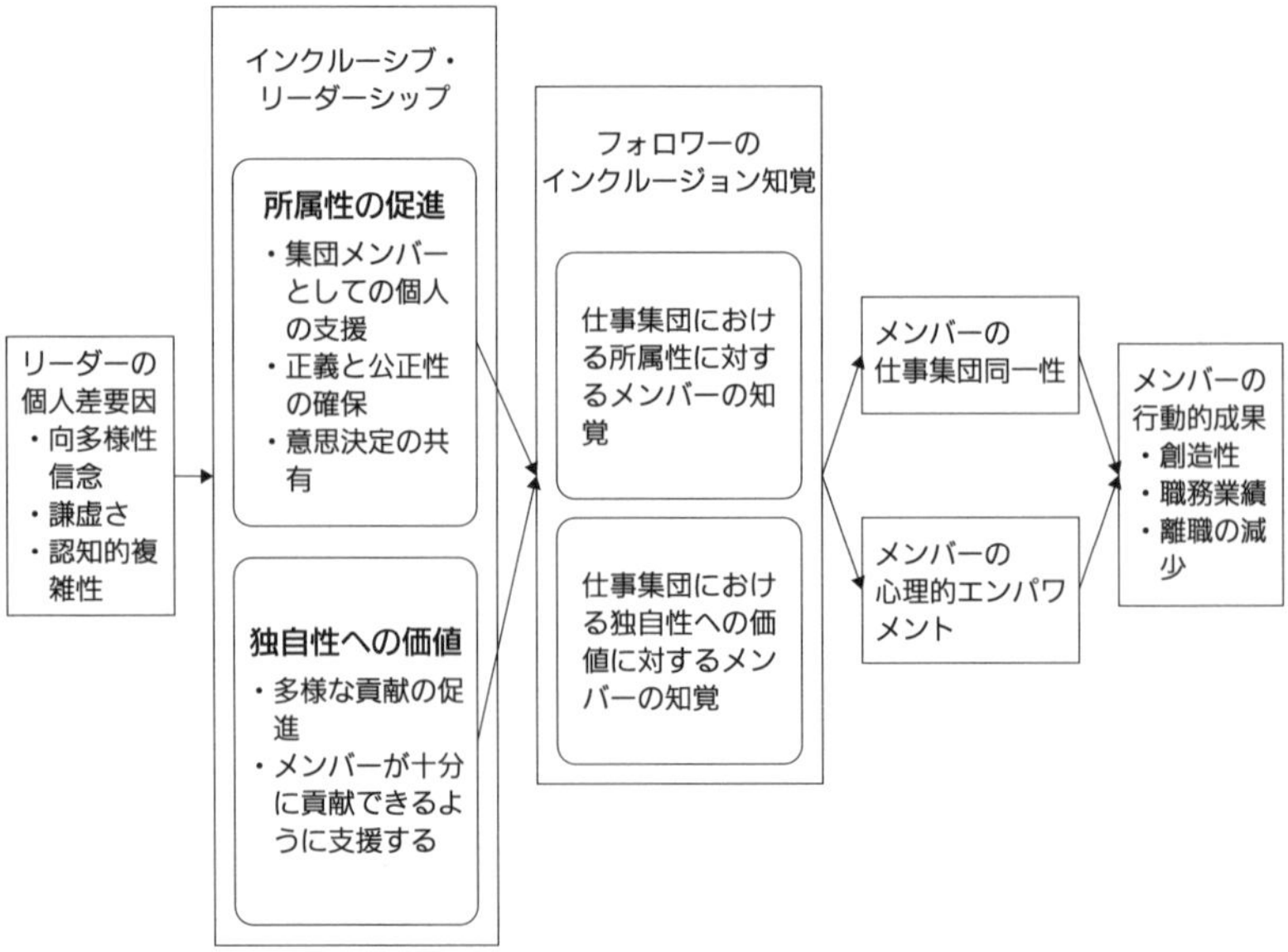

図 14-2　インクルーシブ・リーダーシップの理論モデル
（Randel et al., 2018 をもとに著者作成）

す。インクルーシブ・リーダーシップを通じて、上司に自身の提供する独自性の高い視点や洞察が歓迎されたり、評価されたりすることを経験すると、チームメンバーは、自分には影響力があり、自分で自分の活動をコントロールできるという認識（すなわちエンパワメント）を得るため、さまざまな工夫を凝らして集団に貢献しようとする行動をとると想定されています。

5　インクルーシブ・リーダーシップとジョブ・クラフティングの関係

日本でも、欧米からおよそ一〇年以上遅れた二〇二〇年前後から、インクルーシブ・リーダーシップの研究が蓄積されるようになってきました（松下ら、2022; Morinaga et al., 2023）が、そのなかで、上司のインクルーシブ・リーダーシップが部下のジョブ・クラフティングを促すのかどうかについても、検討されるようになってきました。ここでいうジョブ・クラフティングとは、従業員が自分の仕事に対して積極的に変更を加えることを指しており（Wrzesniewski & Dutton, 2001）、ワーク・エンゲイジメントを高める効果があることが、多くの調査から明らかにされています（Rudolph et al., 2017）。

インクルーシブ・リーダーシップとジョブ・クラフティングの関係は、日本の研究者が世界に先駆けて検討してきた領域と言えます。荒木（2019）は、特定の企業で働く従業員一九七名に対する質問票調査を行い、上司とインクルーシブ・リーダーシップと情緒的コミットメントの間に、統計的に有意な水準で関係があること、情緒的コミットメントとジョブ・クラフティングの間に、正の関係があることを明らかにしています。また、小山（2023）は、インクルーシブ・リーダーシップとジョブ・クラフティングの関係が日本人従業員には見られるが、日本で働く高度外国人材では見られないことを明らかにしています。

さらに、森永（2023）では、日誌法を用いた調査を通じて、管理者の「日」レベルのインクルーシブ・リーダーシップ行動の変動が、ある種の部下の「日」レベルのジョブ・クラフティングの変動と、正の関連性を有することを明らかにしています。すなわち、上司が特定の部下に対して、インクルーシブな行動をいつもより多くとることは、その日に部下が挑戦的な仕事に取り組んだり、周囲の従業員にフィードバックをもらいにいったりするタイプのジョブ・クラフティングを多く取ることと、関連することが明らかにされています。

これらの調査結果を踏まえると、従業員のいきいきを高める行動を引き出すという観点からも、インクルーシブ・リーダーシップは有効だと言えるでしょう。

6　実践のポイント

ここまでご紹介してきたように、インクルーシブ・リーダーシップは、働く人の多様化が進む組織で、今後いっそう求められるようになるリーダーシップと言えるでしょう。では、管理者がインクルーシブ・リーダーシップを発揮したいと考えたときに、どのような行動をとるとよいのでしょうか。

カルメリら（Carmeli et al., 2010）では、インクルーシブ・リーダーシップを以下の三次元で測定しています。第一に、コミュニケーションにおいて、他者の意見や新しいアイディアに開放的であることです。部下が提案してきたときに、そのアイディアを即座に否定するようではいけません。第二に、「力になる」行動をとってくれることです。悩みを聞いてくれたり、質問に答えたりすることで、「あの人なら何か力になってくれそうだ」と思わせる行動をとることが重要です。第三に、相談しやすい状況を作っていることです。問題が生じたときに相談に来ることを奨励し、実際に、すぐにスケジュールを確保できるようにしておかなければなりません。相談に来た部下に「これくらいの問題で時間をとらすな」と言ってしまっては、気軽なやり取りができなくなってしまいます。まずは、これら三つのポイントを意識してみることが有益ではないでしょうか。

以下に実践のポイントをまとめます。

❶ コミュニケーションにおいて、他者の意見や新しいアイディアに開放的であること。
❷「力になる」行動をとること。
❸ 相談しやすい状況を作っていること。

7　おわりに

組織の成員が多様化した組織において、現代の管理職には、これまでとは異なるマネジメントが求められています。インクルージョンを実現するためのマネジメントを、単に気持ちの問題にとどめるのではなく、マネジメントスキルの問題としてとらえ、組織全体でインクルーシブ・リーダーシップを発揮できる管理職を育成していくことが求められるでしょう。

【文献】

荒木淳子（2019）「雇用形態の異なる社員が協働する職場のマネジメント——上司のインクルーシブ・リーダーシップに着目して」『産業能率大学紀要』三九巻二号、四一‐五三頁
Carmeli, A., Reiter-Palmon, R., & Ziv, E. (2010) Inclusive leadership and employee involvement in creative tasks in the workplace: The mediating role of psychological safety. *Creativity Research Journal*, **22**(3), 250-260.
林祥平・森永雄太・佐藤佑樹・島貫智行（2019）「職場のダイバーシティが協力志向的モチベーションを向上させるメカニズム」『日本経営学会誌』四二号、五二‐六二頁
小山健太（2023）「高度外国人材のジョブ・クラフティングとインクルーシブ・リーダーシップ」高尾義明・森永雄太（編

著）『ジョブ・クラフティング――仕事の自律的再創造に向けた理論的・実践的アプローチ』白桃書房、二六九 - 二八九頁

松下将章・麓仁美・森永雄太（2022）「インクルーシブ・リーダーシップが上司に対する援助要請意図に与える影響のメカニズム――職場の心理的安全性と仕事の要求度を含む調整媒介効果の検討」『日本労働研究雑誌』七四五号、八二 - 九四頁

森永雄太（2023）『ジョブ・クラフティングのマネジメント』千倉書房

Morinaga, Y., Sato, Y., Hayashi, S., & Shimanuki, T. (2023) Inclusive leadership and knowledge sharing in Japanese workplaces: The role of diversity in the biological sex of workplace personnel. *Personnel Review*, **52**(5), 1405-1419.

Nembhard, I. M. & Edmondson, A. C. (2006) Making it safe: The effects of leader inclusiveness and professional status on psychological safety and improvement efforts in health care teams. *Journal of Organizational Behavior*, **27**(7), 941-966.

Randel, A. E., Galvin, B. M., Shore, L. M., Ehrhart, K. H., Chung, B. G., Dean, M. A., & Kedharnath, U. (2018) Inclusive leadership: Realizing positive outcomes through belongingness and being valued for uniqueness. *Human Resource Management Review*, **28**(2), 190-203.

Rudolph, C. W., Katz, I. M., Lavigne, K. N., & Zacher, H. (2017). Job crafting: A meta-analysis of relationships with individual differences, job characteristics, and work outcomes. *Journal of Vocational Behavior,* **102**, 112-138.

Shore, L. M., Randel, A. E., Chung, B. G., Dean, M. A., Holcombe Ehrhart, K., & Singh, G. (2011) Inclusion and diversity in work groups: A review and model for future research. *Journal of Management*, **37**(4), 1262-1289.

Wrzesniewski, A. & Dutton, J. E. (2001) Crafting a job: Revisioning employees as active crafters of their work. *Academy of Management Review*, **26**(2), 179-201.

※本コラムは、『産業保健と看護』十五巻四号所収の「インクルーシブ・リーダーシップ――多様な従業員の主体性を引き出すリーダーシップ」（三二四 - 三二九頁）をもとに、大幅に加筆・修正したものです。経営学のリーダーシップ論において、インクルーシブ・リーダーシップが注目されるようになってきた背景についての詳しい説明については、同文献を参照してください。

column 15

職場で自由に発言できますか？
――心理的安全性を高める工夫

【落合 由子
大塚 泰正】

introduction

「生産性が高いチームは心理的安全性が高い」。これは、Ｇｏｏｇｌｅ社が世界に発表した、Ｇｏｏｇｌｅ社で最も生産性が高いチームの特徴だそうです。この発表を契機として、日本でも、心理的安全性の向上をテーマとしたビジネス関連の書籍やセミナーが増えたのではないでしょうか。本コラムでは、心理的安全性を学術的な面からとらえます。

1　心理的安全性研究の始まり

心理的安全性という概念は、一九六五年に心理学者のシャインらによって、組織心理学分野で初めて提唱されました（Schein & Bennis, 1965）。シャイン（Schein, 1992）は組織開発（組織の成長を促す目的で行う取り組み）の視点から、組織が人員削減やリストラを行ったことによって、同僚が組織からいなくなるような場面を一度でも経験した従業員は、職場が怖いところであるということを学習してしまい、仕事に新しいやり方を試してみることや学習するなどの、冒険的なことはできなくなることを指摘しています。その一方で、従業員が職場は安全な場所で、公正な手続きにより平等な処遇を受けると感じている場合は、積極的に新しいことを学び、いろいろなやり方を試すことができることも指摘しています。

また、学問の世界でエンゲイジメントを最初に概念化した心理学者のカーンは、一九九〇年に、職場でソーシャルサポートが得られ、従業員同士が信頼し合っていると感じられている従業員は、心理的安全性が高く、職場でのエンゲイジメントが高まると述べています。また、主に四つの要素が、心理的安全性に影響を与えることを指摘しています。それらの要素は、①個人間の関係、②集団内・集団間での関係性、③経営スタイルと意思決定のプロセスの明確さ、④組織規範の存在です。つまり、従業員一人ひとりが、職場で経験する人間関係や組織の環境を含め、どのような環境に置かれていると認識しているかが、心理的安全性を決定するということです。これらから、従業員の心理的安全性は、人間関係や組織の体質が大きく関わることが分かります。

2　心理的安全性の定義と測定尺度

（1）心理的安全性の定義

心理的安全性は、研究者によっていろいろな定義づけがされてきました。カーン（Kahn, 1990）は「従業員が自分の印象、地位、キャリアに悪影響が及ぶというおそれがなく、自分らしくいられる心の状態であるこ

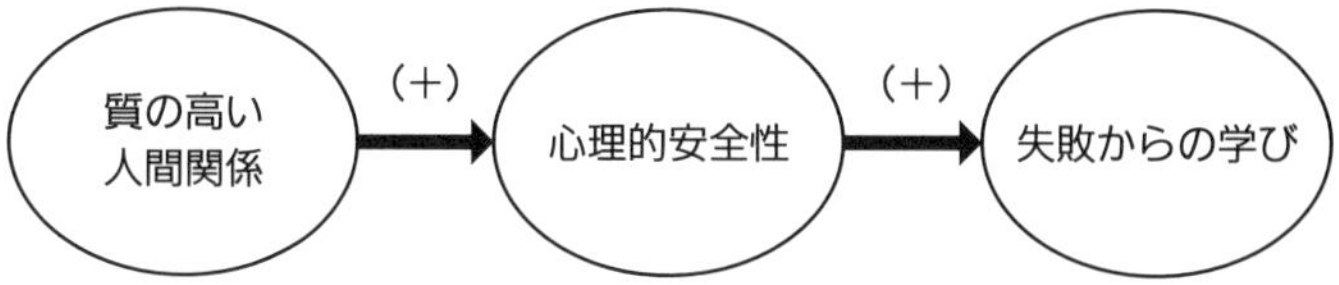

図 15-1　質の高い人間関係，心理的安全性と失敗からの学びとの関連
（Carmeli & Gittell, 2009 をもとに著者作成）

と」と定義し、デタートら（Detert & Buriss, 2007）は「従業員個人が提案や懸念を述べるなどのリスクある行動を起こしても、職場の上司や同僚などが、自分のことを罰したり誤解したりすることがないと確信している度合い」と定義し、エドモンドソン（Edmondson, 1999）はチームレベルでの心理的安全性について、「個人がリスクある行動をとったとしても、チームは安全な場所であるという共有された信念（ここでのリスクある行動の例としては、自分からミスしたことを申し出るような行動が挙げられています）」と定義しています。そして、カルメリら（Carmeli & Gittel, 2009）（図15-1）は、心理的安全性の前提には、職場での質の高い個人間の人間関係（High-quality interpersonal relationships）が不可欠であり、心理的安全性が高いことで失敗からの学びが促進され、成長につながることを明らかにしています。

　これらを総合すると、心理的安全性は、「質の高い人間関係を背景として、自分が職場での言動によって、排除されたり、不利な処遇を受けたりするような不安がない心の状態」と言えるでしょう。

（2）心理的安全性の測定尺度

　測定尺度はいくつか作成されていますが、欧米ではエドモンドソン（Edmondson, 1999）のチームレベルでの心理的安全性尺度が、最も多く用いられています。この尺度は七項目で構成されており、チームメンバーに関する認知や、自分がチーム内でリスクある行動ができるかなどに関する内容を含みます。また、この尺度は「チーム」という文言を変えることで、個人レベル、組織レベルでの心理的安全性を測定する際にも、広く用いられています。一方、ニューマンら（Newman et al., 2017）は、自己主張することが当然である欧米とは違い、アジア諸国では職場で自己主張すること自体に高い障壁があるため、アジア圏で欧米での研究結果がそのまま当てはめられるとは限らないと述べています。リアンら（Liang et al., 2012）は、欧米の心理的安全性の概念を取り入れつつ、中国人従業員を対象として、職場での発言行動に焦点を当てた心理的安全性尺度を作成しています。

この尺度を日本語に翻訳し、日本人従業員に対して行った研究では、職場での発言行動について、「本音を話すことが推奨されている」ことを認知していることと、実際に「職場で自分の考えを自由に話すことができる」行動をすることは、少し違った経験である可能性が示唆されました。つまり、「本音を話してもよいと分かって」おり、かつ実際に「本音を話すことができ」ている状態が、心理的安全性が高いということと理解できます（Ochiai & Otsuka, 2021）。以下に尺度の内容を示します（図15-2）。

3　心理的安全性の背景――質の高い人間関係とは

質の高い人間関係とは、「目標を共有し、知識を共有し、相互に尊重し合い、互いに高め合いながら職務に取り組めるような人間関係」と定義されます（Dutton, 2003; Carmeli & Gittel, 2009）。これが職場でどのような働きをするかについて、ダットン（Dutton, 2003）は主に三つの面から、従業員の人生全体のウェルビーイングや、仕事のパフォーマンスの向上を手助けすることを指摘しています。

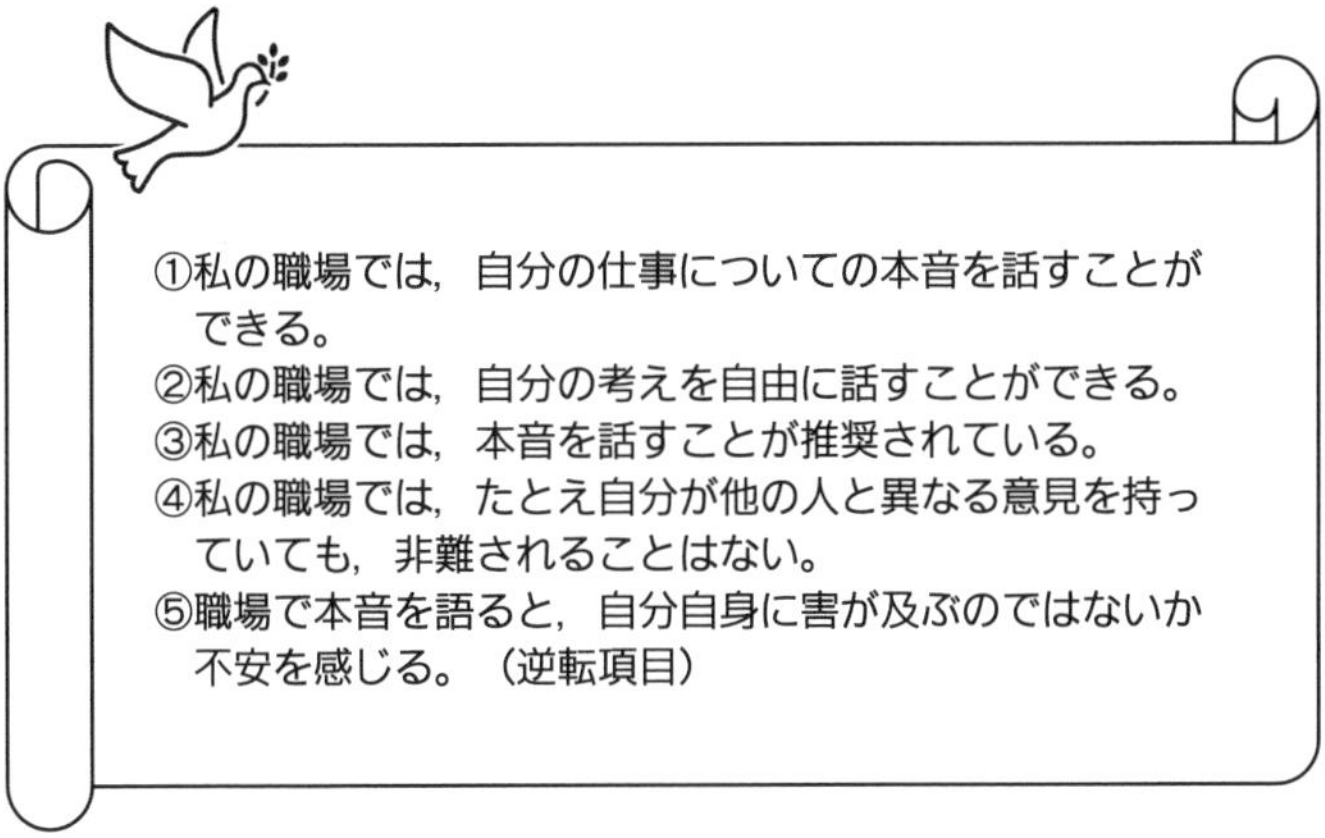
①私の職場では，自分の仕事についての本音を話すことができる。
②私の職場では，自分の考えを自由に話すことができる。
③私の職場では，本音を話すことが推奨されている。
④私の職場では，たとえ自分が他の人と異なる意見を持っていても，非難されることはない。
⑤職場で本音を語ると，自分自身に害が及ぶのではないか不安を感じる。（逆転項目）

図 15-2　心理的安全性尺度（Ochiai & Otsuka, 2021）

職場に質の高い人間関係があると、一つ目に、従業員の心と身体の健康状態を良好にし、仕事に対する活気をもたらします。二つ目に、従業員はいつでも自然体でいられ、職務自体に集中できます。そうすると、困ったことがあったときでも率直に打ち明けることができ、周囲からの情緒的・情報的サポートにアクセスしやすくなります。三つ目に、人は互いに多くのことを学びやすくなります。そして、学ぶことは喜びや興味などのポジティブ感情を喚起するため、新しい行動のレパートリーを取り入れ、実行しやすくなる能力が高まります。

このように、質の高い人間関係があれば、従業員は相手の意見を受け入れながら自分も意見を言えるという感覚を持つことができるため、心理的安全性が高まると考えられます。

4　心理的安全性が職場に与える影響

（1）心理的安全性の先行要因および心理的安全性が高いことによるメリット

尺度の話題のところでも少し触れましたが、心理的安全性に関する研究の多くは、欧米諸国で行われてきました。そして、個人レベル、チームレベル、組織レベルでの心理的安全性研究があります。日本ではまだ実証研究が少ないのが現状です（二〇二三年現在）。心理的安全性に関するメタアナリシスによると、個人レベルでの心理的安全性の先行要因には、個人のパーソナリティ（積極性、情緒安定性、学習志向性）のほか、上司との良い関係性、インクルーシブ・リーダーシップ、変革型リーダーシップ、リーダーシップへの信頼感、仕事の自律性、職場内での相互依存性、役割の明確さ、サポーティブな職場であること、同僚のサポートが関わることが明らかにされています（Newman et al, 2017; Fratzier et al., 2017）。

個人レベルでの心理的安全性が仕事に与える良い影響としては、仕事場面における発言行動、コミュニケーション、情報共有、学習行動、創造性、組織市民行動、ワーク・エンゲイジメント、パフォーマンス、コミットメント、職務満足が増えることが明らかにされています（Newman et al., 2017; Fratzier et al., 2017）。

特に、個人の発言行動には、組織や自分にとってネガティブな内容（失敗したことを上司に対して報告する、組織でうまくいっていない点を職場で指摘するなど）を含む行動が含まれます（Liang et al., 2012）。もしも、自分が発言をすることによって、自分が職場の他の人から無視されたり、上司から冷遇されるような不安があれば、たとえ職場全体にとって重要だと思う事柄であっても、声を上げることはばかられますが、そのような不安がなければ、従業員は率直に発言することができます。

（2）心理的安全性が低いことによるデメリット

一方、産業界で起こる重大事故や組織の不祥事に関する調査報告を見ると、事故や不祥事が起こった背景に、従業員が事故の危険性を予測できるようなヒヤリハットを経験していたにもかかわらず、そのことを報告すると自分が不利な立場に置かれるという恐れがあって、言い出せないような職場であったことや、日常的に行われてきた職場での不正について、上層部からの高圧的な雰囲気があって指摘できなかったような職場環境が存在していたことが、要因の一つとして報告されていることがあります。

これらから、従業員の職場での心理的安全性が高いことは、組織の生産性を高めるだけでなく、組織全体の問題点について早期に対処するような予防対策にも、十分寄与する可能性があると考えられます。

5　心理的安全性を高めるには――実践のポイント

ここまで、心理的安全性とは何かについて述べました。この内容を踏まえ、職場での心理的安全性を高めるためのポイントについて考えてみます。

残念ながら、学術研究では、心理的安全性を高めることを目的に行われた介入研究は、見つけられませんでした。けれども、これまで見てきたように、心理的安全性を高めるためには、組織（職場）が適切な規範をもって運用されていることで、従業員が不利な処遇を受けるような恐れなく新しいことにチャレンジでき、失敗しても報告できることと、職場で質の高い人間関係があることで従業員がより自分らしくいられ、お互いにサポートし合いながら職務にあたれるようになることに注目すると、そのヒントが見えてくるかと思います。

（1）組織的公正を高める（経営層）

組織における意思決定（評価や処遇の結果）のプロセスが公正に行われており、部下に対する上司の態度が誠実で公平である内容を含む、組織的公正という概念があります（Greenberg, 1990; Inoue et al., 2009）。組織的公正が高い組織では、従業員は自分の努力と成果の比率が他の人と比較して同じであると感じられ、上司が従業員に対して誠実で理解を示していることが感じられます。そのため、意見したことで排除されたり、不当な処遇を受ける恐れの度合いが低いと考えられます。日本人従業員を対象にした研究では、組織的公正と心理的安全性は高い相関関係にあることが明らかにされています（Ochiai & Otsuka, 2021）。

（2）上司と部下の関係の質を高める

上司は部下との関係で、互いの心理的安全性を高めるもととなる、質の高い人間関係を構築する工夫ができるでしょう。部下は信頼できる上司の下では、上司の行動について憶測を立てる労力が必要ないため、より職務に集中できると考えられます。

デシらによると、信頼できる上司の行動には、①上司の行動の一貫性（予測可能であること）、②行動の誠実さ（言行一致していること）、③裁量権の共有（意思決定への参加を含む）、④コミュニケーション（正確さがあり、説明があり、率直であること）、⑤部下に対する配慮（部下の利益を守り、成果を横取りしないことを含む）の、五つが挙げられています（Deci et al., 1989）。

なかなか心を開いてくれない部下がいて困っている上司の方がいるとしたら、自分がその部下に対して普段どのように関わっているか、その部下に信頼される行動がとれているかを、再確認してみるとよいかもしれません。たとえば、部下に分かるように説明しているか、正確に指示しているか、適度に仕事の裁量度を与えているか、などについて、見直してみることもよいかもしれません。

また、仕事に対する「ダメ出し」だけで終わっていた部下に対する回答を、「この部分は大切なポイントをとらえているので、もう少し深く調べてみてください」などの、「もっと出し」に変えてみるのもよいかもしれません。「ダメ出し」だけでは部下にとって否定的な反応として誤解されがちな場面でも、「もっと出し」では部下の仕事を認めつつ、部下があと一歩前進することへの期待を込めた後押しのメッセージとして、受け容れられやすくなるのではないでしょうか。

（3）職場内で質の高い人間関係を築く

次に、同僚との間や、先輩と後輩の間での、職場における質の高い人間関係を構築するためには、どのような工夫ができるでしょうか。それには、まず自分が、職場の同僚や先輩の意見を「聴く」ことから始められるかもしれません。

「聞く（Hear）」は「音や声を耳に感じ認める」（『類語国語辞典』、角川書店）で、「聴く（Listen）」は「聞こえるものの内容を理解しようと思って進んで聞く」という意味があります。つまり、「聞く」は受動的に聞いているような状態で、「聴く」は能動的に聞くという感覚です。

私たちは毎日職場で会う人や、オンライン会議で顔を合わせる人から情報を聞くとき、情報だけを受け取ってそのままやり過ごしてしまうことが多いかもしれません。けれども、相手との関係性を深めるためには、その情報に関する相手の意見を尋ねてみる、自分が疑問に感じることを質問してみるのもいいかもしれません。相手に意見を尋ね、言葉を待ってみると、自分が思ってもみなかった返答が得られるかもしれませんし、仕事に関わる課題を発見するかもしれません。まず、第一歩として、自分が「聴いて」みることは、始められるでしょう。

また、職場のなかで少しでも話しやすいと感じられる人を見つけ、本音を話してみて、聴いてもらうことも、質の高い人間関係を構築するための工夫としてできるでしょう。はじめは勇気がいることかもしれませんが、仕事に関して感じていることを率直に言葉にしてみると、自分のなかでもやもやと考えていたことがまとまる感覚を持てますし、もし相手の方が自分に対してアドバイスを与えてくだされば、その意見をしっかり聴くことができ、相手の意見を尊重しつつ、自分もより深く考える機会となるかもしれません。

このように、質の高い人間関係は、心からのアクションとリアクションを重ねることで少しずつ醸成されるものと考えられます。いつも職場で本音を言えるようになることは難しくても、第一歩として、誰か一人からでも、他の人の仕事についての意見を聴き、自分の本音を話す時間を持つことで、職場で自分らしくいられる空間を見つけられるでしょう。

実践へのポイントを以下にまとめます。

❶ 経営層の立場の人は、組織的公正を行き渡らせましょう。

❷ 上司の立場の人は部下との人間関係の質を高められるように、相手の仕事を認めたうえで、相手が

分かりやすいように助言をしてみましょう。

❸ 職場での人間関係の質を高めていけそうな人の意見を尋ね、聴いてみましょう。また、自分も本音を話してみましょう。

6　おわりに

本コラムでは、個人レベルでの心理的安全性について述べ、職場で本音が言えるようになる工夫を考えました。働いていて、本音を言えない状況にある方もおられるかもしれません。けれども、現代はリモートワークやＡＩ技術の活用など、いろいろな社会の変化が起こり、先が見えにくい時代と言われています。このような時代であるからこそ、職場で排除される不安がなく、仕事に関する本音が言え、一人ひとりの意見が尊重されている感覚を持ちながら仕事に取り組むことができ、失敗をしてもそこから学びにつなげられるような心理的安全性の高い職場が、求められているのではないでしょうか。

【文献】

Carmeli, A. & Gittell, J. H.（2009）High-quality relationships, psychological safety, and learning from failures in work organizations. *Journal of Organizational Behavior: The International Journal of Industrial, Occupational and Organizational Psychology and Behavior*, 30, 709-729.

Deci, E. L., Connell, J. P., & Ryan, R. M.（1989）Self-determination in a work organization. *Journal of Applied*

Psychology, **74**, 580-590.

Detert, J. R. & Burris, E. R. (2007) Leadership behavior and employee voice: Is the door really open?. *Academy of Management Journal*, **50**, 869-884.

Dutton, J. E. (2003) *Energize your workplace: How to create and sustain high-quality connections at work.* John Wiley & Sons.

Edmondson, A. C. (1999) Psychological safety and learning behavior in work teams. *Administrative Science Quarterly*, **44**, 350-383.

Fratzier, M. L., Fainshmidt, S., Klinger, R. L., Pezeshkan, A., & Vracheva, V. (2017) Psychological safety: A meta-analytic review and extension. *Personnel Psychology*, **70**, 113-165.

Greenberg, J. (1990) Organizational justice: Yesterday, today, and tomorrow. *Journal of Management*, **16**, 399-432.

Inoue, A., Kawakami, N., Tsutsumi, A., Shimazu, A., Tsuchiya, M., Ishizaki, M., Kivimäki, M. et al. (2009) Reliability and validity of the Japanese version of the Organizational Justice Questionnaire. *Journal of Occupational Health*, **51**, 74-83.

Kahn, W. A. (1990) Psychological conditions of personal engagement and disengagement at work. *Academy of Management Journal*, **33**, 692-724

Liang, J., Farh, C. I. C., & Farh, J. L. (2012) Psychological antecedents of promotive and prohibitive voice: A two-wave examination. *Academy of Management Journal*, **55**, 71-92.

Newman, A., Donohue, R., & Eva, N. (2017) Psychological safety: A systematic review of the literature. *Human Resource Management Review*, **27**, 521-535.

Ochiai, Y. & Otsuka, Y. (2021) Reliability and validity of the Japanese version of the psychological safety scale for workers. *Industrial Health*, **60**, 436-446.

大野晋・浜西正人（1985）『類語国語辞典』角川書店

Schein, E. H. (1992) How can organizations learn faster?: The problem of entering the Green Room. *Mit Sloan*, WP#3409-492.

Schein, E. H. & Bennis, W. (1965) *Personal and organizational change through group methods.* Wiley.

column 16

他人を助けると自分が元気になる？
――援助行動と健康：ソーシャル・サポート提供の視点

【中田光紀
菊永一輝
頓所つく実】

introduction

子どもの頃に「困った人がいたら助けてあげなさい」と親や教師から教わってきた人は多いと思います。こうした行動を援助行動あるいは利他行動と呼びますが、なぜ人は他の人を助けるのでしょうか。他人を助けることは、自分の利益につながるからでしょうか。それとも、人は他人を助けるよう遺伝子の中にプログラムされており、それが自然なことだからでしょうか。

コロナ禍において人と人とのつながりが希薄になったと言われています。テレワーク等の普及によりコロナ禍前は当たり前であった人と人とのつながりに距離ができ、その結果、社会的孤立や孤独感を感じる機会が多くなったと報告されています。もしかすると、人と人がふれあい、助け合う機会が減ったからかもしれません。

本コラムでは援助行動が自身の健康にどのようにつながるのかについて、ソーシャル・サポートの受領と提供の視点から考えてみたいと思います。

1　ソーシャル・サポートと健康

最初にソーシャル・サポート（social support）について、簡単に触れたいと思います。ソーシャル・サポートとは、周囲の人々から与えられる物質的・心理的支援のことを指しますが、これまでのソーシャル・サポートの多くの研究は、物質的・心理的支援を受ける側（受領サポート）の健康影響が注目されてきました。これまでの研究から分かったことは、ソーシャル・サポートを受領することは、心身の健康の維持・増進に良い効果をもたらすことでした。たとえば、ソーシャル・サポートの受領が多いと感じる人は少ないと感じる人に比べ、心疾患による死亡が〇・六三倍程度少ないことがメタ分析により明らかにされています（Barth et al., 2010）。逆に、社会的孤立や孤独感が高い人は低い人に比べ、心疾患発症が一・二九倍高く、脳卒中発症は一・三二倍高くなることが示されています（Valtorta et al., 2016）。

ソーシャル・サポートの受領がなぜ健康に良い効果をもたらすかにはさまざまな仮説がありますが、主としてソーシャル・サポートが多いと、①禁煙や運動習慣の維持、より適切な食生活、良質な睡眠の確保などの健康行動が促進されること、②ストレス状況下での心臓血管系反応が緩和されること、③神経内分泌免疫機能のバランスが適正化され、ストレスホルモンの過剰分泌、免疫機能の低下や炎症反応が抑制されることなどが考えられています（Nakata et al., 2014）。

最新のメタ分析では、ソーシャル・サポートが多いことは、その種類や対象となる人や民族、研究デザイン等にかかわらず、インターロイキン6（IL-6）やC反応性蛋白（CRP）などの炎症マーカーの過剰産生を抑制することが報告されています（Uchino et al., 2018）。特に、職場において上司や同僚のサポートが多いと、IL-6、腫瘍壊死因子（TNF）-α、IL-4ならびにCRPの過剰産生が抑制されることが我が国の研究において報告されています（Nakata et al., 2014; Miyazaki et al., 2005; Eguchi et al., 2016）。

このように、ソーシャル・サポートは免疫機能の調節を通して、健康の維持増進に寄与すると考えられています。

2　コロナ禍におけるソーシャル・サポートの役割

冒頭でも述べたように、コロナ禍によりテレワークは急速に普及しました。テレワークは感染の予防や通勤の負担を減らすうえでは、良い効果を生み出したことは認められますが、一方では睡眠や生活リズムを乱すきっかけとなり、社会的孤立や孤独感、あるいはメンタルヘルスの不調を感じる原因になったとも言われています。

コロナ禍以前は、職場で上司や同僚と良好なコミュニケーションが築けていたが、テレワークという特殊な環境下に置かれたとたんに、コミュニケーションが取りづらくなったと感じた人もいるのではないでしょうか。一度、コミュニケーションでつまずくと、関係がぎくしゃくして元に戻りづらくなります。その結果、メンタルヘルス不調を引き起こす人も出てきます。では、どのような人がそのような状況に陥るのでしょうか。ここで一つの事例を紹介したいと思います。

我々の研究グループは、「CORoNaWork Project」という産業医科大学産業生態科学研究所（研究責任者：

藤野善久教授）が中心となっている「ＣＯＶＩＤ‐19流行下における社会環境と健康に関する労働者調査」の調査研究に参加しています。[*1] この研究は、感染流行の第三波の真っただ中に、三万人を超える労働者を対象に第一回のインターネット調査（二〇二〇年十二月二二〜二六日の間）を実施し、その際に得たデータを解析する機会を得ました。そこで、コロナ禍において働く場所（通常の職場出勤かテレワークか）がソーシャル・サポートとメンタルヘルスの関係を変化させるのかという課題に取り組みました（Kikunaga et al., 2023）。

テレワークと通常の職場出勤をした場合とでは、職場のソーシャル・サポートとメンタルヘルスとの関係は異なるのではないかと予測し、おおよそ一万五〇〇〇人の企業従業員を解析した結果、次のことが分かりました。なお、メンタルヘルス不調は、Kessler-6（Ｋ６）という簡易な調査票を用いて、一三点以上をメンタルヘルス不調ありと定義しました（Sakurai et al., 2011）。

結果、管理職においては、職場のソーシャル・サポートが低いと、テレワークか否かのどちらにおいても、一・七倍程度メンタルヘルス不調が増加することが判明しましたが、ともに統計学的に有意ではありませんでした（図16‐1aの左二つ）。一方、一般社員においては、テレワークか否かのどちらにおいても、職場のソーシャル・サポートが低いと、メンタルヘルス不調ありが二・〇‐三・三倍程度、有意に増加しました（図16‐1aの右二つ）。

次に、一般社員において、ソーシャル・サポートの受領元を上司と同僚とに分けて解析したところ、テレワーク下では上司のサポートが低い場合に、メンタルヘルス不調が二・六倍程度増加しました（図16‐1b

---

*1　CORoNaWork Project に関する情報は、https://www.uoeh-u.ac.jp/kouza/kaneki/category6/entry20.html をご覧ください。

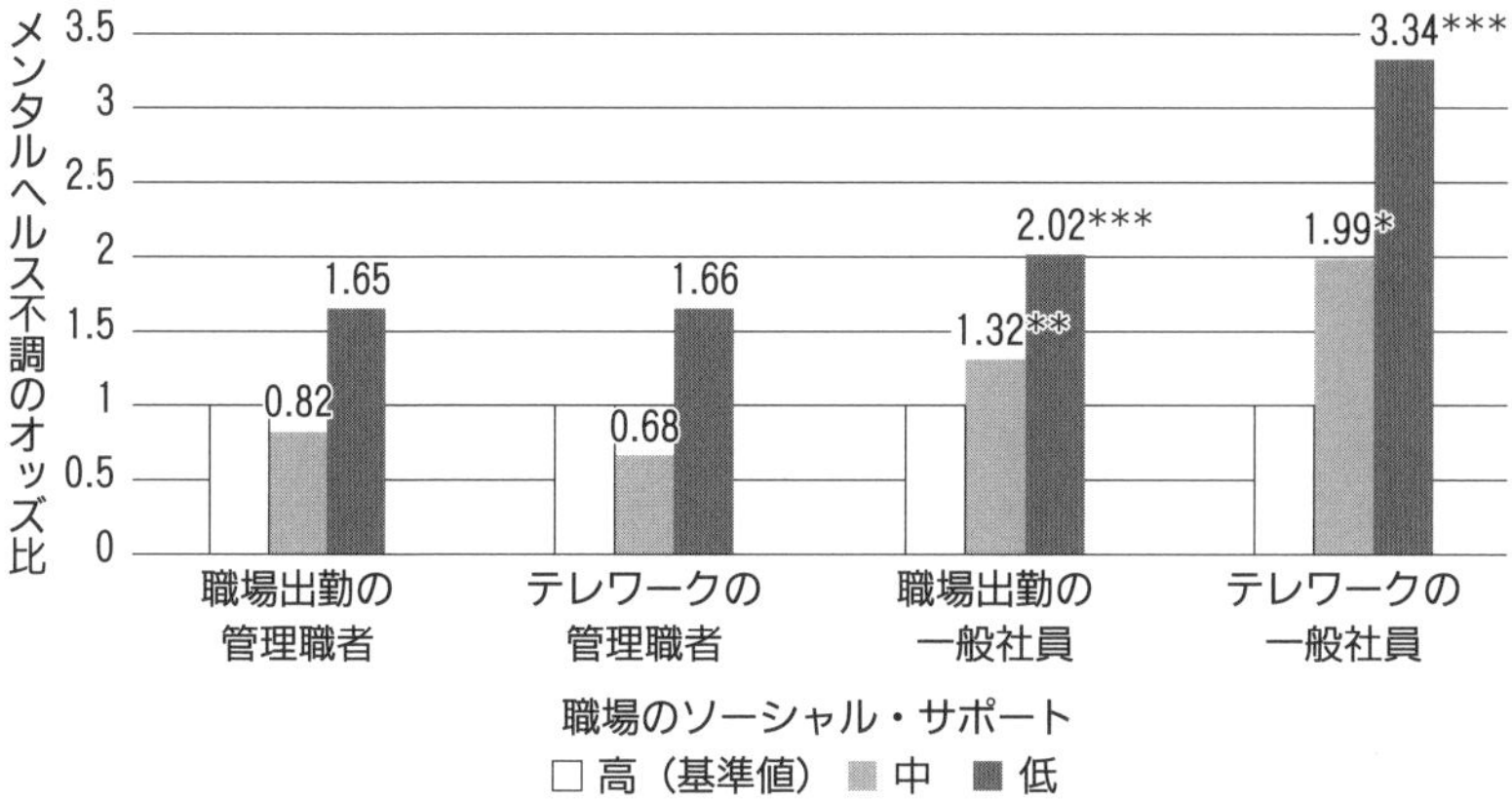

*$p<0.05$,　**$p<0.01$,　***$p<0.001$.

図 16-1a　職場のソーシャル・サポートとメンタルヘルス不調の関連

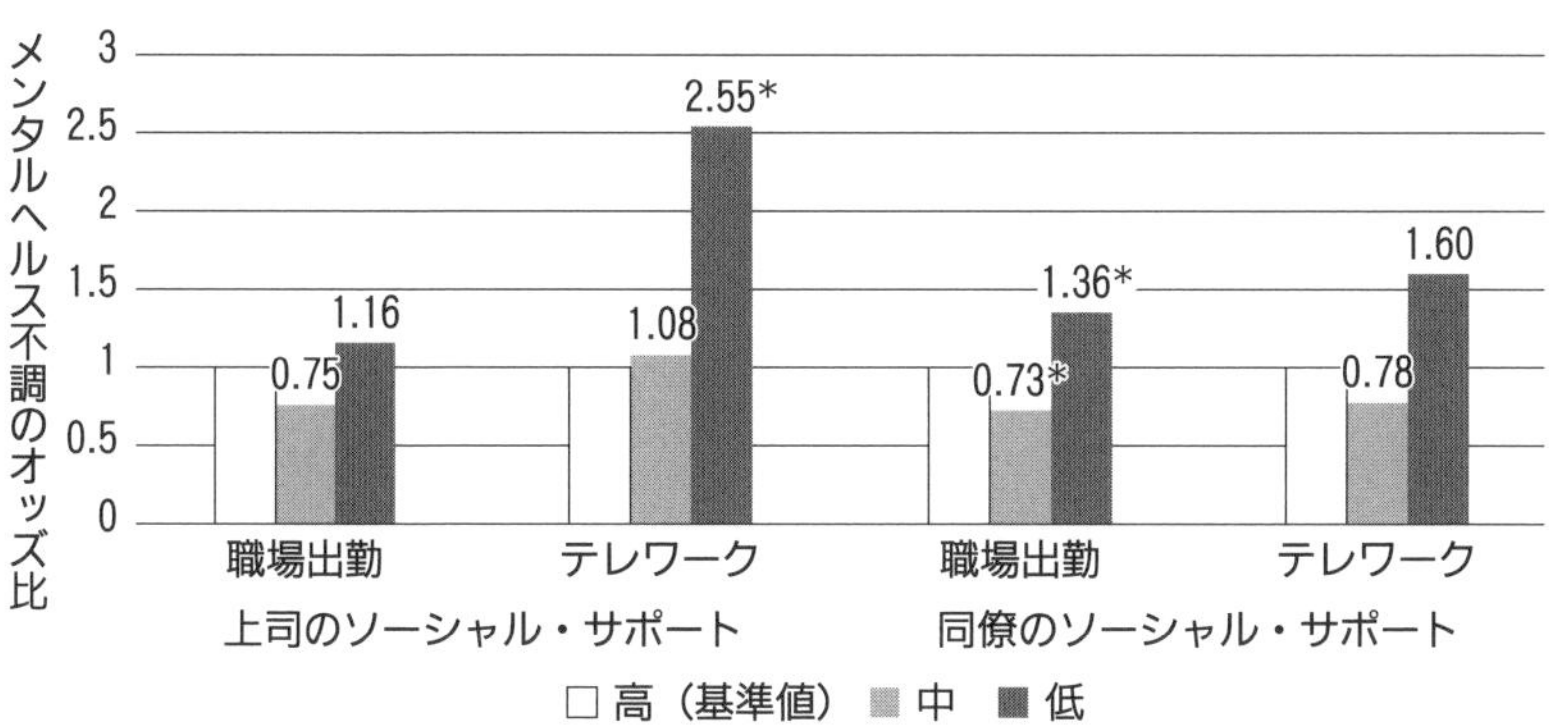

*$p<0.05$.

図 16-1b　一般社員における職場のソーシャル・サポートとメンタルヘルス不調の関連（受領元別）

左から二番目）。同僚のサポートが低いことも，メンタルヘルス不調を増加させていましたが（図16－1b左から三番目），全体を通して，一般社員においてはテレワーク下で上司のサポートの少なさが，メンタルヘルス不調と最も関連することが判明しました。

この結果で重要な点は，テレワークという特殊な環境下で部下（一般社員）のメンタルヘルスを良好に保つには，上司からのソーシャル・サポートが特に重要な要素になっていることです。部下は上司に対してコミュニケーションを取ることを遠慮し，出勤時ならば問題とはならないことでも，相談できずに抱え込んでいるのかもしれません。特にコミュニケーション能力が低い一般社員は，注意が必要と考えられます。

この結果はあくまでも一つの事例にすぎませんが，コロナ禍におけるテレワークは，職場におけるより良好な人間関係のあり方を見直す良いきっかけになったととらえることもできるのではないでしょうか。ポストコロナの時代においても，コミュニケーションやソーシャル・サポートの重要性に注目する必要がありそうです。

3　援助行動・利他行動，提供サポートと健康

さて，これまで受領サポートに健康の維持・増進作用があることを述べましたが，提供する側（提供サポート）の健康への影響はどうでしょうか。人によっては，他人のために時間を使えば自分が損をするのではないか，と感じるかもしれません。あるいは，他人を助けることにはきりがなく，自分のことができなくなってしまうという考え方もあります。しかし，他人を助けることが自身の寿命を延伸するとしたらいかがしょうか。ここで一つ事例を紹介しましょう。

米国のデトロイトの地域住民、八四六人を対象とした疫学研究では、過去一年間に体験した深刻なストレス状況（失業、家族の死、経済的困難、重病など）の体験の数と、同居しない家族や友人に対しての具体的支援（家事育児、買い物の手助けなど）に、どの程度の時間を費やしたかの聞き取り調査を行いました（Poulin et al., 2013）。そして、その人たちの五年後の死亡を、公的記録により調べました。その結果、一三四人が亡くなっていることが分かりました。皆様の予想どおり、深刻なストレスを体験すると、一・三倍程度死亡率が上昇することが判明しました。しかし、深刻なストレスを体験しても、他人への援助行動を行ったと答えた人は、深刻なストレス体験が低い人に比べて、死亡率が〇・九六倍と差がなかったのです。

もしかすると、皆様はこの結果に対して、そもそも、援助を与えられる人は健康な人であろうとか、ストレス耐性が高いのだろうとか、社会的支援を多く受領しているのだろうなど、反論があるかもしれません。しかし、この研究では、そのような因子については、すべて統計学的に調整して影響を取り除いています。

もう一つ事例を紹介しましょう。我々が病院の女性看護師三一名を対象に行った、参加型職場環境改善に関する介入研究の成果についてです（Tondokoro et al., 2021）。その研究ではまず現場の看護師に、実行可能かつ改善の余地があるさまざまな職場の問題をフォーカス・グループ・インタビューにより洗い出してもらい、問題点を列挙しました。その内容を整理し、職場全体で実行可能な事項を投票によって順位づけを行い、決定した事項を三カ月にわたって実施するという計画を立てました。全部で約百個の提案がなされ、そのうちの上位三つが投票によって選ばれました。

投票の結果、①残業をしない看護師を順番に設ける、②先取り看護を実施する（患者さんや次のシフトに入る看護師に対しての配慮を行う）、③サンキューカードを送る（感謝の意を伝えるカードを他の看護師に送る）が、上位三つとなりました。これらを実施し、開始直前（Ｔ１）、介入終了直後（Ｔ２）、介入終了三カ月後（Ｔ３）に効果評価を行いました。介入の評価には質問紙による職場のストレス、上司と同僚のソーシャル・サポートの受領と提供、客観的指標の測定を目的にストレスと関連し得る炎症マーカー（IL-6、IL-12/23p40、IL-15、IL-27、TNF-α、インターフェロン（IFN）-γならびに高感度CRP）と自律神経バランスを測定し、統計解析は介入の前後比較を行いました（Tondokoro et al., 2022）。なお、一般に炎症マーカーの値が高い場合は急性炎症（外傷や感染など）が疑われますが、ストレス、肥満などによって低レベルの炎症が亢進することがあります。これを、慢性的な全身性の弱い炎症（chronic systemic low-grade inflammation）と呼び、各種の炎症性疾患（心疾患、脳血管疾患、糖尿病、悪性腫瘍など）の亢進や増悪因子となります。

その結果、介入直後（Ｔ２）において、炎症マーカーであるIFN-γ、IL-6ならびにIL-12/23p40の値が、介入前（Ｔ１）と比べ有意に低下しました。さらに、介入三カ月後（Ｔ３）においても、IL-12/23p40の値の低下は持続し、IL-15も有意に低下しました。一方、職業性ストレスや自律神経バランスには、介入前後で変化がありませんでした。

前置きが長くなりましたが、この際に我々が作成したソーシャル・サポートの提供に関する質問紙を用いて、参加型職場環境改善によって他の看護師へのソーシャル・サポートの提供に関する得点が増加したグループ（図16-2上部のA群、n=13）と、同じあるいは低下したグループ（図16-2下部のB群、n=17）の二群に分け、それらの二群において介入前と直後、介入前と三カ月後の、炎症マーカーと自律神経バランスを別々に比較しました。

面白いことに、ソーシャル・サポートの提供に関する得点が増加したグループでは、介入直後（Ｔ２）に

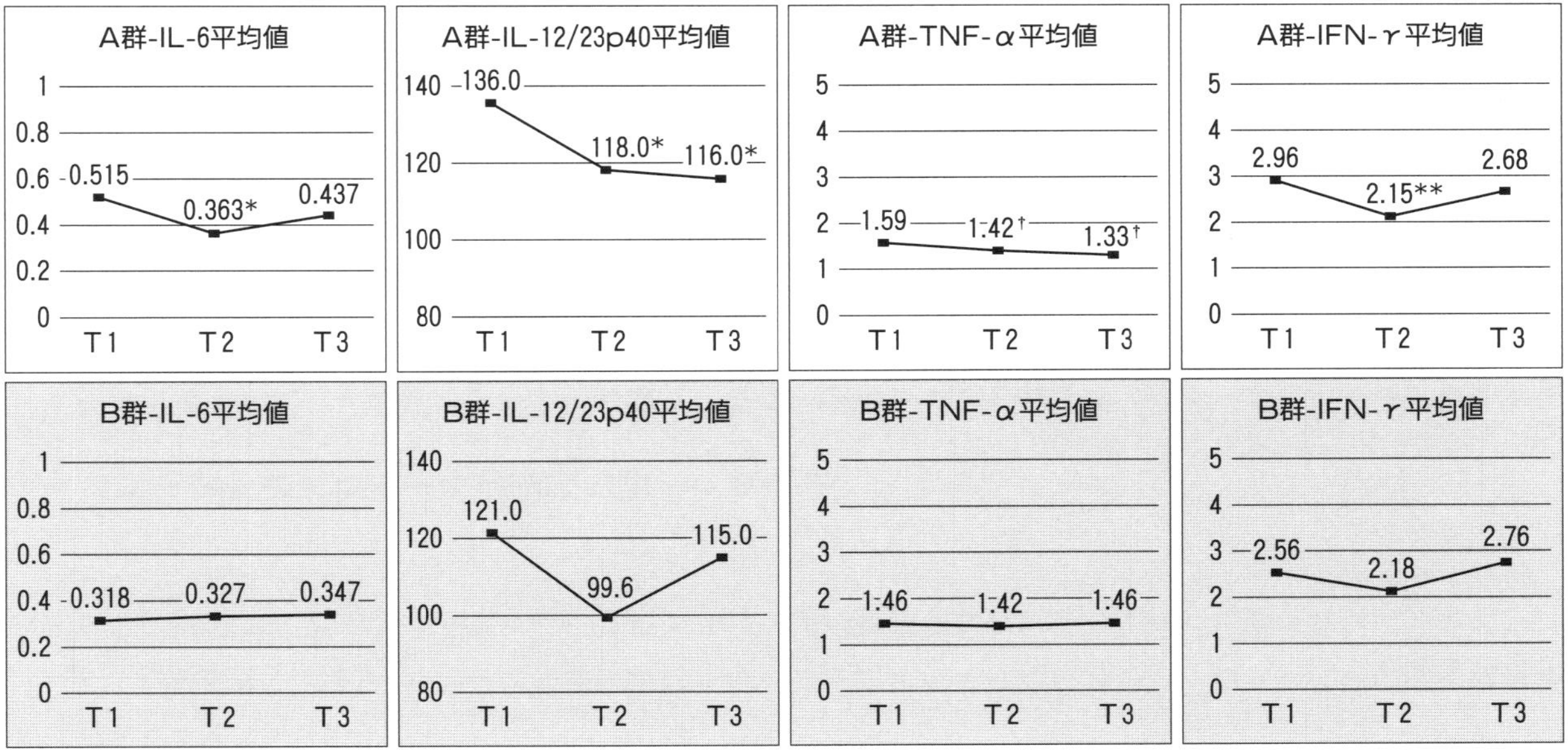

$**p<0.01$, $*p<0.05$, $\dagger p<0.1$.
A 群，ソーシャル・サポートの提供に関する得点が増加したグループ（n＝13）; B 群，同じあるいは低下したグループ（n＝17）; IL, interleukin; TNF-α, tumor necrosis factor-α; IFN-γ, interferon-γ; T1，開始前評価；T2，介入直後評価；T3，介入終了 3 か月評価。

図 16-2　ソーシャル・サポートの提供に関する得点が増加したグループ A 群（n＝13）と同じあるいは低下した B 群（n＝17）それぞれの炎症マーカーの変化

IFN-γ、IL-6ならびにIL-12/23p40の値が、介入前（T1）に比べ有意に低下しました。TNF-αも、有意ではないが介入直後に低下する傾向を見せました。IL-12/23p40の値に関しては、介入三カ月後にも有意な低下が持続していました。一方、ソーシャル・サポートの提供に関する得点が同じ、あるいは低下したグループでは、介入前後で変化は観察されませんでした。なお、自律神経バランスに関しては、二つのグループで差は認められませんでした。

この二つの研究から言えることは、他人を助けることは損をすることではなく、巡り巡って自分の健康の促進につながるというヒントが隠されている気がします。読者の皆さまはどのように感じたでしょうか。

4　ソーシャル・サポートの提供と脳——免疫系

ソーシャル・サポートを提供することが健康や寿命と関連する可能性については、皆さまも納得できたでしょうか。

ここで、この関係がどのような生物学的メカニズムで成り立つのか、脳ならびに免疫系に焦点を当てて、少し解説を加えたいと思います。そもそも、提供サポートと脳‐免疫系に関する研究は、ほとんどエビデンスが蓄積されていませんが、サポートを提供することは、ストレス反応を減弱させることや対人関係の改善に貢献することなどが考えられています。米国のある実験的研究では、恋人関係にある男性が不快感のある電気ショックを与えられたときに、それを見ていた女性の腹側線条体が活性化することが示されました（Inagaki & Eisenberger, 2012）。腹側線条体は、報酬系や母性愛と関係が深い脳の部位ですので、その部分が活性化されたということは「サポートしたい、助けたい」という母性愛が刺激されたのかもしれません。働く人々一二〇〇名を対象に、提供サポートと炎症マーカーとの関連を解析した我々の研究では、上司や同僚に積極的にサポートを提供している人では、高感度CRPやIL-6が低下することを見出しました（中田、未公開データ）。家族や恋人などの密な関係ではなくても、職場でのサポートの提供は、免疫系に良好な効果があるようです。今後、さらにエビデンスが蓄積されていくことと思います。

5　実践のポイント

❶ ソーシャル・サポートは誰に提供されるかによって、影響の程度が異なる可能性があります。特に働く人々では、上司や同僚のサポートは有効であることが多いため、必要に応じて意識して活用すると良いでしょう。

❷ ソーシャル・サポートを提供することは、免疫系などを介して、自分の健康の維持増進に役に立つ可能性があります。自分の許容範囲のなかで、職場で積極的に実践してみてはいかがでしょうか。

❸ ソーシャル・サポートを提供する際には、内容、タイミングなど技術が必要です。サポートする相手が具体的にどのようなサポートが必要なのか、提供するタイミングはいつが良いのかなどを見極め、適度かつ適切に提供する技術を磨いてサポートを提供しましょう。しつこくなりすぎずに簡潔に提供することがポイントです。

これらを実践することで、職場の活性化やパフォーマンスの向上、自身や同じ職場の人々の健康の維持増進に役立てていただければと思います。

【文献】

Barth, J., Schneider, S., & von Känel, R. (2010) Lack of social support in the etiology and the prognosis of coronary heart disease: a systematic review and meta-analysis. *Psychosomatic Medicine*, **72** (3), 229-238.

Eguchi, H., Shimazu, A., Kawakami, N., Inoue, A., & Tsutsumi, A. (2016) Source-specific workplace social support and high-sensitivity C-reactive protein levels among Japanese workers: A 1-year prospective cohort study. *American Journal of Industrial Medicine*, **59** (8), 676-684.

Inagaki, T. K. & Eisenberger, N. I. (2012) Neural correlates of giving support to a loved one. *Psychosomatic Medicine*, **74** (1), 3-7.

Kikunaga, K., Nakata, A., Kuwamura, M., Odagami, K., Mafune, K., Ando, H., Muramatsu, K., Tateishi. S., Fujino. Y.; CORoNa Work Project. (2023) Psychological distress, Japanese teleworkers, and supervisor support during COVID-19. *Journal of Occupational and Environmental Medicine*, **65** (2), e68-e73.

Miyazaki, T., Ishikawa, T., Nakata, A., Sakurai, T., Miki, A., Fujita, O., Kobayashi, F., Haratani, T., Iimori, H., Sakami, S., Fujioka, Y., & Kawamura, N. (2005) Association between perceived social support and Th1 dominance. *Biological Psychology*, **70** (1), 30-37.

Nakata, A., Irie, M., & Takahashi, M. (2014) Source-specific social support and circulating inflammatory markers among white-collar employees. *Annals of Behavioral Medicine*, **47** (3), 335-346.

Poulin, M. J., Brown, S. L., Dillard, A. J., Smith, D. M. (2013) Giving to others and the association between stress and mortality. *American Journal of Public Health*, **103** (9), 1649-1655.

Sakurai, K., Nishi, A., Kondo, K., Yanagida, K., & Kawakami, N. (2011) Screening performance of K6/K10 and other screening instruments for mood and anxiety disorders in Japan. *Psychiatry and Clinical Neuroscience*, **65** (5), 434-441.

Tondokoro, T., Nakata, A., Otsuka, Y., Yanagihara, N., Anan, A., Kodama, H., & Satoh, N. (2021) Effects of participatory workplace improvement program on stress-related biomarkers and self-reported stress among university hospital nurses: a preliminary study. *Industrial Health*, **59** (2), 128-141.

Tondokoro, T., Nakata, A., Otsuka, Y., Yanagihara, N., Anan, A., Kodama, H., & Satoh, N. (2022) Giving social support at work may reduce inflammation on employees themselves: A participatory workplace intervention study among Japanese hospital nurses. *Industrial Health*, **60** (3), 266-275.

Uchino, B. N., Trettevik, R., Kent de Grey, R. G., Cronan, S., Hogan, J., & Baucom, B. R. W. (2018) Social support, social integration, and inflammatory cytokines: A meta-analysis. *Health Psychology*, **37** (5), 462-471.

Valtorta, N. K., Kanaan, M., Gilbody, S., Ronzi, S., & Hanratty, B. (2016) Loneliness and social isolation as risk factors for coronary heart disease and stroke: systematic review and meta-analysis of longitudinal observational studies. *Heart*, **102** (13), 1009-1016.

菊永一輝（きくなが　かずき）
執筆箇所：コラム 16
2023 年　国際医療福祉大学大学院医学研究科公衆衛生学専攻修士課程修了
現　在　国際医療福祉大学大学院医学研究科医学専攻博士課程在籍

頓所つく実（とんどころ　つくみ）
執筆箇所：コラム 16
2022 年　国際医療福祉大学大学院医学研究科医学専攻博士課程修了
現　在　オレゴン健康科学大学訪問研究員

原　雄二郎（はら　ゆうじろう）

執筆箇所：コラム 13

2010 年　東京大学大学院医学系研究科公共健康医学専攻公衆衛生学修士課程修了

現　在　株式会社 Ds's メンタルヘルス・ラボ代表取締役，医療法人社団有朋会こどもメンタルクリニック芝理事長，精神科医，産業医

森永雄太（もりなが　ゆうた）

執筆箇所：コラム 14

2010 年　神戸大学大学院経営学研究科マネジメントシステム専攻博士後期課程修了

現　在　上智大学経済学部経営学科教授

麓　仁美（ふもと　よしみ）

執筆箇所：コラム 14

2009 年　神戸大学大学院経営学研究科博士後期課程修了

現　在　松山大学経営学部教授

落合由子（おちあい　ゆうこ）

執筆箇所：コラム 15

2023 年　筑波大学大学院人間総合科学学術院博士後期課程修了

現　在　筑波大学大学院人間総合科学研究群在籍

大塚泰正（おおつか　やすまさ）

執筆箇所：コラム 15

2003 年　早稲田大学大学院文学研究科心理学専攻博士後期課程単位取得退学

現　在　筑波大学人間系教授，臨床心理士，公認心理師

中田光紀（なかた　あきのり）

執筆箇所：コラム 16

1997 年　東京大学大学院医学系研究科社会医学専攻（公衆衛生学）単位満了，博士（医学）

現　在　国際医療福祉大学東京赤坂心理・医療福祉マネジメント学部教授

池田　浩（いけだ　ひろし）
執筆箇所：コラム 7
2006 年　九州大学大学院人間環境学府博士後期課程修了
現　在　九州大学大学院人間環境学研究院准教授

田山　淳（たやま　じゅん）
執筆箇所：コラム 8
2004 年　東北大学大学院医学系研究科行動医学分野博士後期課程修了
現　在　早稲田大学大学院人間科学学術院教授，臨床心理士，公認心理師

外山浩之（とやま　ひろゆき）
執筆箇所：コラム 9
2018 年　ユヴァスキュラ大学社会科学部心理学科博士課程修了
現　在　ヘルシンキ大学教育科学部教育心理学科研究員

水本旭洋（みずもと　てるひろ）
執筆箇所：コラム 10
2014 年　奈良先端科学技術大学大学院情報科学研究科博士後期課程修了
現　在　千葉工業大学情報科学部准教授

渡辺和広（わたなべ　かずひろ）
執筆箇所：コラム 11
2018 年　東京大学大学院医学系研究科健康科学・看護学専攻博士後期課程修了
現　在　北里大学医学部公衆衛生学講師

稲水伸行（いなみず　のぶゆき）
執筆箇所：コラム 12
2008 年　東京大学大学院経済学研究科博士課程単位取得退学
現　在　東京大学大学院経済学研究科准教授

■著者紹介（執筆順）

島津明人（しまず　あきひと）
執筆箇所：まえがき，コラム 1
［編著者紹介を参照］

大野正勝（おおの　まさかつ）
執筆箇所：コラム 2
2016 年　クレアモント大学院大学ポジティブ組織心理学博士課程修了
現　在　マンチェスター大学アライアンス・マンチェスター・ビジネス・スクール組織心理学講師

江口　尚（えぐち　ひさし）
執筆箇所：コラム 3
2013 年　信州大学大学院医学系研究科博士課程修了
現　在　産業医科大学産業生態科学研究所産業精神保健学研究室教授、日本産業衛生学会指導医

櫻井研司（さくらい　けんじ）
執筆箇所：コラム 4
2011 年　オハイオ州ボーリング・グリーン州立大学心理学部産業・組織心理学科博士課程修了
現　在　日本大学経済学部准教授

荒川　豊（あらかわ　ゆたか）
執筆箇所：コラム 5
2006 年　慶應義塾大学大学院理工学研究科開放環境科学後期博士課程修了
現　在　九州大学大学院システム情報科学研究院教授

種市康太郎（たねいち　こうたろう）
執筆箇所：コラム 6
2001 年　早稲田大学大学院文学研究科心理学専攻博士後期課程単位取得退学
現　在　桜美林大学リベラルアーツ学群教授，臨床心理士，公認心理師

■編著者紹介

島津明人（しまず　あきひと）

2000年　早稲田大学大学院文学研究科心理学専攻博士後期課程修了，博士（文学）

現　在　慶應義塾大学総合政策学部教授，臨床心理士，公認心理師

主著書　『新版ワーク・エンゲイジメント――ポジティブメンタルヘルスで活力ある毎日を』労働調査会 2022年，『職場のポジティブメンタルヘルス3――働き方改革に活かす17のヒント』誠信書房 2020年，『Q＆Aで学ぶワーク・エンゲイジメント――できる職場のつくりかた』金剛出版 2018年，『職場のポジティブメンタルヘルス2――科学的根拠に基づくマネジメントの実践』誠信書房 2017年，『産業保健心理学』ナカニシヤ出版 2017年，『産業保健スタッフのためのセルフケア支援マニュアル――ストレスチェックと連動した相談の進め方』誠信書房 2016年，『職場のポジティブメンタルヘルス――現場で活かせる最新理論』誠信書房 2015年，『ワーク・エンゲイジメント――基本理論と研究のためのハンドブック』（総監訳）星和書店 2014年，『職場のストレスマネジメント（CD付き）――セルフケア教育の企画・実施マニュアル』（編著）誠信書房 2014年，『災害時の健康支援――行動科学からのアプローチ』（編）誠信書房 2012年，『ワーク・エンゲイジメント入門』（共訳）星和書店 2012年，『自分でできるストレス・マネジメント――活力を引き出す6つのレッスン』（共著）培風館 2008年，『職場におけるメンタルヘルスのスペシャリストbook』（共著）培風館 2007年，『じょうずなストレス対処のためのトレーニングブック』法研 2003年，『職場不適応と心理的ストレス』風間書房 2003年

職場《しょくば》のポジティブメンタルヘルス 4
——ウィズ／ポストコロナでいきいき働《はたら》く工夫《くふう》

2024年 2 月25日　第 1 刷発行

編著者　島 津 明 人
発行者　柴 田 敏 樹
印刷者　田 中 雅 博

発行所　株式会社 誠 信 書 房
〒112-0012　東京都文京区大塚3-20-6
電話 03(3946)5666
https://www.seishinshobo.co.jp/

印刷／製本：創栄図書印刷㈱
落丁・乱丁本はお取り替えいたします

ISBN978-4-414-80213-9 C1047

職場のポジティブメンタルヘルス３

働き方改革に活かす１７のヒント

島津明人 編著

パンデミック下で、リモートワークや時短勤務、ウェブ会議に代表されるＩＴ化や労働時間の柔軟化など、働き方改革の推奨事項が急速に導入されている中、心身の健康へのマネジメントについて、科学的根拠を有する実践・応用例を用いて示す。

主要目次
第Ⅰ部　組織マネジメントの支援
　1 他者への貢献感がやる気を引き出す
　2「人のため」は元気の源
　——プロソーシャル・モチベーションを活用したリーダーシップとは /他
第Ⅱ部　セルフマネジメントの支援
　8 気分は「伝染」する？
　——個人の感情が職場にもたらす影響/他
第Ⅲ部　実践！ 休み方改革
　13 休み方を考える
　——リカバリーを通じたワーク・エンゲイジメントの促進
　14 いきいきと働くための睡眠のとり方/他

A5判並製　定価(本体1900円+税)

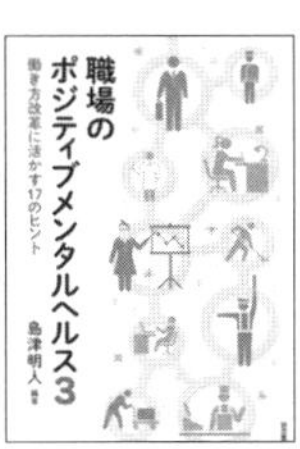

職場のポジティブメンタルヘルス２

科学的根拠に基づくマネジメントの実践

島津明人 編著

個人・組織・生活へのマネジメントをするうえで心身の健康にかかわる理論を、いかに現場に当てはめ、応用していくかを実践例とともに示す。職場で簡単に使える工夫が満載。

主要目次
第Ⅰ部　セルフマネジメントへの活用
　・今、目標がありますか？
　・「ポジティブ」の流れにどうしても乗れないあなたに
　・仕事は成し遂げられると「信じる」ことが大切/他
第Ⅱ部　組織マネジメントへの活用
　・多様化する職場の組織力を高める
　・倫理風土と仕事の有意味感の関連性
　・ジョブ・クラフティングをうながす「しなやか」マインド・セット/他
第Ⅲ部　生活のマネジメントへの活用
　・仕事とのほどよい距離感
　・仕事とプライベートとのポジティブな関係

A5判並製　定価(本体1800円+税)

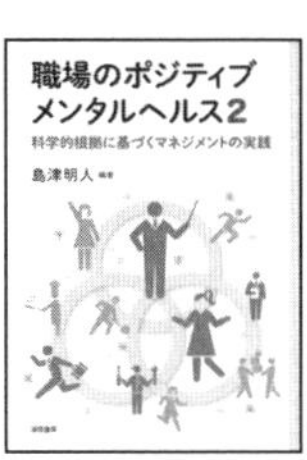